AF391565

HISTOIRE

MÉDICALE ET PHARMACEUTIQUE

DES PRINCIPAUX

AGENTS MÉDICAMENTEUX

INTRODUITS EN THÉRAPEUTIQUE DEPUIS CES DIX DERNIÈRES ANNÉES

PAR

LE DOCTEUR E. HECKEL,

Professeur (chargé de cours) à l'Ecole supérieure de pharmacie de Montpellier,
Ex–Professeur suppléant à l'Ecole de médecine de Nantes,
Pharmacien en chef des hôpitaux de Montpellier.
Ex-pharmacien de la marine nationale.

BRUXELLES,

IMPRIMERIE ET LIBRAIRIE DE HENRI MANCEAUX,

Imprimeur de. l'Académie royale de médecine, Libraire de la Faculté de médecine, etc.,

8, RUE DES TROIS-TÊTES, 8.

PARIS,	**LEIPZIG,**	**MADRID,**
ADRIEN DELAHAYE,	A. TWIETMEYER,	C. BAILLY-BAILLIÈRE,
Place de l'Ecole de Médecine.	Früher Alphons Dürr.	Calle del Principe.

1874
Tous droits réservés.

INTRODUCTION.

Le temps dans lequel nous vivons se caractérise au point de vue scientifique par la rapidité d'action et la sûreté des résultats acquis : notre époque n'eût-elle pour se faire remarquer que ce côté vraiment saisissant, qu'elle s'imposerait déjà à l'attention de nos successeurs. Grâce au rapide progrès des sciences physico-chimiques et naturelles, l'arsenal thérapeutique (principale application de ces sciences) voit chaque jour s'accroître son domaine. Nulle période, on peut le dire, n'a été aussi féconde en tentatives heureuses dans l'art de guérir. Il faut en attribuer tout le mérite, d'une part, à la précision des méthodes scientifiques, et de l'autre, à l'apport plus considérable de matériaux que les sciences chimiques, autrefois trop dédaignées, ont fourni à l'édification du monument médical. De plus, les physiologistes, longtemps exclusivement occupés de leur science pure, se sont mis à étudier l'action des médicaments d'après cette règle rigoureusement scientifique dont l'application tend à se généraliser et qui fait la gloire de notre siècle, si bien que médecins, chimistes et physiologistes, se sont rencontrés inconsciemment sur le même terrain pour marcher résolument vers un but vraiment digne de tous les efforts : l'agrandissement et l'épuration du matériel thérapeutique. On comprend quels immenses bienfaits devaient résulter de ce concours heureux !

Chacun le sait, avant ces travaux, la matière médicale était déjà très-abondamment pourvue mais très-encombrée, aussi la voie s'est-elle trouvée souvent obstruée devant ces travailleurs infatigables ; heureusement l'épreuve clinique était là et elle n'a pas tardé à faire justice des matériaux inutiles. C'est le seul vrai et sérieux procédé d'épuration ; il poursuit son œuvre de jour en jour et rien de durable ne peut se soustraire à son jugement sans appel. Dans ce travail incessant, le rôle de pourvoyeur incombe au chimiste et au naturaliste, le physiologiste commence l'expérimentation dans la série animale et le médecin lui donne la consécration dernière au lit du malade.

L'heure où la science médicale sera constituée et où ses moyens seront définitivement arrêtés est encore bien éloignée de nous ; nul ne peut dire l'avenir qui est réservé à la thérapeutique ; ce qu'on peut prévoir c'est que les progrès seront désormais rapides, parce que la division du travail est bien comprise, parce que la vraie voie est trouvée et que l'émulation des travailleurs imbus des idées nouvelles est grande sur un terrain vierge où chaque coup de pioche montre au jour une veine inépuisable. Dans cette situation, ce qu'il est permis de demander à une publication sans prétention, c'est un inventaire exact de l'état des connaissances bien acquises sur un point spécial à un moment donné, en un mot, l'aspect général des tentatives heureuses faites dans une branche de la science. C'est ainsi que l'avait compris Guibert, quand en 1865 il présentait l'histoire complète des médicaments introduits en thérapeutique depuis 1830. — Le résultat d'une étude portant sur 35 années très-fertiles était résumé par l'auteur en un livre peu volumineux : dans l'avenir un travail semblable pour le même laps de temps, si l'on en juge par ce qui s'est fait depuis ces dix dernières années, serait peut-être au-dessus des forces d'un seul homme. Puissé-je n'avoir pas préjugé des miennes en venant indiquer ce que dix ans ont ajouté de médicaments rationnels aux catalogues anciens. Mon but a été multiple : j'ai voulu montrer la fertilité des moyens dont notre époque dispose et la rapidité des faits acquis dans un temps très-court ; rendre service à la jeune génération qui étudie en colligeant des matériaux épars, lesquels restent souvent pour elle sans utilité faute d'être condensés, enfin m'instruire moi-même sur le mouvement d'une portion intéressante de sciences médicales en dressant un inventaire critique plein d'enseignements.

E. H.

Montpellier, 24 mai 1874.

HISTOIRE

MÉDICALE ET PHARMACEUTIQUE

DES PRINCIPAUX

AGENTS MÉDICAMENTEUX

INTRODUITS EN THÉRAPEUTIQUE DEPUIS CES DIX DERNIÈRES ANNÉES.

MÉDICAMENTS PURGATIFS ou ÉVACUANTS.

I. — SULFOVINATE DE SOUDE.

Syn. : *Sulfovinate de sodium. — Étylsulfate de soude.*

Dans le courant de l'année 1870, les propriétés purgatives et les avantages présentés par le sulfovinate de soude sur les autres purgatifs salins habituellement employés en thérapeutique furent signalés par le docteur Rabuteau, dans un travail communiqué à l'Académie de médecine (10 juin 1870). Deux ans après, M. Limousin, pharmacien, frappé des obstacles que le prix de revient du produit obtenu par le procédé ordinaire opposerait à la généralisation de son emploi, fit connaître un moyen de l'obtenir dans des conditions plus économiques que celles qui jusqu'alors étaient réalisées dans les laboratoires de chimie. Voici quel est ce procédé : on prend 1 kilogramme d'acide sulfurique pur à 60° et 1 kilogramme d'alcool concentré à 96° environ. Au moyen de deux entonnoirs contenant, l'un l'acide, l'autre l'alcool, on introduit avec précaution les deux liquides dans un troisième entonnoir disposé sur un flacon plongé dans un mélange réfrigérant ou maintenu dans un courant d'eau froide. Au moyen de quelques fragments de verre et d'amiante disposés dans la douille des entonnoirs, on règle l'écoulement des deux liquides dans le flacon de façon à laisser un excès d'alcool par rapport à la proportion d'acide. Le mélange étant opéré, on laisse en contact pendant quatre ou cinq jours à une température de 20 à 25°. On étend alors la liqueur avec 5 à 6 litres d'eau distillée et on la sature avec environ 1,500 gr. de carbonate de baryte pur, délayé dans qs suffisante d'eau distillée. Quand le point de saturation est atteint, on laisse déposer le sulfate de baryte, on filtre le liquide. La dissolution du sulfovinate ainsi obtenue est saturée par 850 à 900 gr. de carbonate de soude pur, dissous dans 4 litres d'eau distillée. Quand la liqueur ne précipite plus par l'addition de la dissolution alcaline et qu'elle est sans action sur le papier de tournesol, la transformation du sulfovinate de baryte en sulfovinate de soude est complète. La liqueur décantée est filtrée et mise à évaporer au bain-marie jusqu'à ce qu'elle marque 35 à 38° au pèse-sel. A ce moment, on laisse cristalliser. Les cristaux égoutés sont séchés à l'étuve, et le sel ainsi obtenu est d'une grande pureté et se conserve parfaitement sans altération. Avec les proportions indiquées ci-dessus, on obtient environ 1 kilogramme de produit. Afin de constater que le sulfovinate de soude ne contient ni sulfate de soude ni sulfovinate de baryte, on l'essaie avec le chlorure de baryum et l'acide sulfurique, qui ne doivent pas donner de précipité dans sa dissolution faite avec de l'eau distillée.

Contrairement à ce qui a été avancé sur l'instabilité du sulfovinate de soude, on a constaté que ce sel, quand il est bien cristallisé et bien séché, peut rester à l'air sans se décomposer, sans absorber l'humidité de l'air et sans s'effleurir. A l'état de dissolution, on en a conservé pendant plus d'une année sans qu'il se soit transformé en alcool et en sulfate de soude, comme il arrive quand on le soumet à une température de 120 à 130°. Il faut toujours employer le carbonate de baryte pur des laboratoires pour préparer ce sel; car, outre que le carbonate de baryte naturel (witherite), comme l'a dernièrement signalé M. Ménière, d'Angers, contient presque toujours de l'arsenic et des sels étrangers, il a l'inconvénient de se laisser attaquer beaucoup plus difficilement par l'acide sulfovinique. On remarquera, du reste, que le prix relativement élevé du carbonate de baryte pur se trouve considérablement réduit dans une fabrication régulière et suivie, puisqu'on peut conserver pour une opération subséquente le carbonate régénéré par la décomposition du sulfovinate de baryte. L'emploi du carbonate de chaux pour saturer la liqueur donne un mauvais résultat. Il est impossible de débarrasser la solution de la chaux qu'elle retient et qui gêne la cristallisation. On emploie une partie d'acide seulement pour une partie d'alcool, au lieu de deux parties, chiffre indiqué dans la plupart des traités de chimie pour obtenir l'acide sulfovinique ; cette proportion est suffisante pour la transformation de l'alcool. En suivant le procédé opératoire que l'on vient de décrire, on évite ainsi d'employer une proportion double du carbonate de baryte qui serait nécessaire pour saturer le grand excès d'acide sulfurique qui resterait dans la liqueur, si on opérait avec deux parties d'acide. Il est très-important de n'employer pour cette préparation que de l'alcool de vin ou de l'alcool du nord bien pur, car le sulfovinate préparé avec des alcools mal rectifiés conserve une odeur désagréable dont on ne peut jamais le débarrasser.

PROPRIÉTÉS PHYSIQUES ET CHIMIQUES. — Le sulfovinate de soude ou *étylsulfate de soude* a pour formule C^4H^5O, NaO, $S^2O^6 + 2HO$. C'est un sel qui cristallise en tables hexagonales contenant 10 p. c. d'eau de cristallisation. Il est soluble en grande proportion dans l'eau, l'alcool faible et la glycérine, peu soluble dans l'alcool absolu, insoluble dans l'éther. Sa solubilité est beaucoup plus grande que celle du sulfate de soude. Tandis que l'eau à 18° ne dissout que 17 p. c. de ce dernier sel, elle dissout environ son poids de sulfovinate à la même température. On pourrait utiliser cette différente solubilité pour obtenir directement le sulfovinate de soude en saturant le mélange d'acide sulfurique et d'acide sulfovinique par le carbonate de soude. Le sulfate de soude, moins soluble, cristalliserait en premier, et le sulfovinate resterait dans les eaux mères, dont on pourrait l'extraire par une nouvelle concentration. (*Journal de pharmacie et de chimie*, 4ᵉ année, t. XV, avril 1872.) M. Dubois propose le procédé suivant : après avoir préparé l'acide sulfovinique par le procédé ordinaire et avoir laissé refroidir le liquide, on l'étend avec de l'alcool à 96°, puis on le sature directement par le carbonate de soude purifié en poudre. Il n'y a ici aucune précaution à prendre : ajoute-t-on trop de carbonate, comme le sel est insoluble dans l'alcool, il reste sur le filtre avec le sulfate de soude. Comme il n'y a pas d'élévation de température, les chances de pertes sont évitées. On jette le tout sur un filtre et on lave le sulfovinate de soude avec un peu d'alcool. Ce liquide, distillé et évaporé au bain-marie, cristallise. Si les cristaux restent colorés par les eaux-mères, il suffit de les redissoudre dans l'eau, d'évaporer au bain-marie jusqu'à ce que le liquide marque 36 ou 38° au pèse-sel pour avoir des cristaux parfaitement blancs.

Lorsqu'on prépare le sulfovinate de soude en saturant l'acide sulfovinique par le carbonate de baryte, et en décomposant le sulfovinate de baryte formé par le sulfate de soude ou carbonate de soude, il peut arriver que tout le sulfovinate de baryte ne soit pas décomposé. Ce sel dangereux reste alors mêlé au sulfovinate de soude. Il faut rechercher toujours dans ce sel, avant de s'en servir, la présence de la baryte par l'acide sulfurique et du carbonate sodique avec le chlorure de baryum. Il faut, en outre, constater l'identité du sulfovinate de soude en le chauffant dans une capsule de porcelaine. Il fond et il laisse échapper vers 120° des vapeurs alcooliques que l'on peut enflammer ; le résidu est du sulfate de soude. La dissolution du sulfovinate de soude dans l'eau produit un abaissement considérable de température presque double de celui qui est déterminé par le sulfate (13° pour le sulfovinate, 7°,50 pour le sulfate). Le sulfovinate de soude a la saveur fraîche particulière à tous les sels de soude. Il est à peu près dépourvu d'amertume, et a même un arrière goût sucré qui le rend plus agréable à supporter que le sulfate de soude et même que le citrate de magnésie. Son action laxative paraît être triple de celle de ce dernier sel, et elle se manifeste beaucoup plus promptement.

En un mot, voici quelles sont les conclusions thérapeutiques présentées par M. Rabuteau dans le numéro du 10 juin 1870 de la *Gazette hebdomadaire* :

1° La saveur fraîche, puis sucrée du sulfovinate de sodium fait qu'il est pris sans répugnance par les personnes difficiles et par les enfants.

2° De tous les purgatifs salins, le sulfovinate de sodium en est le plus doux ; il fait même disparaître les coliques qui peuvent exister dans certains cas avant son administration.

3° Ce médicament ne produisant aucune douleur, aucune contraction intestinale anormale, agissant, en un mot, comme type des purgatifs exclusivement dialytiques, peut être prescrit même pendant la menstruation et la grossesse.

4° Le sulfovinate de sodium doit être préféré au citrate de magnésium, attendu qu'il présente les avantages de ce dernier sel sans en avoir les inconvénients. D'abord, il est plus agréable à prendre que le citrate de magnésie lorsqu'il est dissout dans l'eau de seltz ; en second lieu, il ne peut déterminer la formation d'aucun calcul. On sait, au contraire, qu'il est dangereux de recourir trop longtemps à l'usage des sels magnésiens ; aucun médecin judicieux ne prescrira ces sels, même le citrate, aux vieillards, et surtout à ceux qui sont atteints d'un catarrhe à la vessie, afin de ne pas déterminer la formation de calculs de phosphate ammonico-magnésien.

5° Ce médicament purge à des doses relativement faibles ; 25 gs. dissous dans trois verres d'eau ordinaire ou mieux d'eau de seltz suffisent toujours chez l'adulte et peuvent produire en moyenne cinq ou six selles.

La dose de 10 gr. est toujours suffisante chez les enfants ; elle produit même des effets très-appréciables chez les adultes.

6° Il ne paraît pas produire la constipation consécutive si fréquente après l'administration des autres purgatifs salins. Ce résultat intéressant tiendrait à l'élimination rapide du sulfovinate de soude qui a pu être absorbé.

Malgré ces résultats encourageants, ce nouveau sel de sodium n'est pas entré dans le domaine de la thérapeutique courante.

Le sulfovinate de magnésie et celui de potasse purgent comme le sulfovinate de soude ; mais il faut rejeter l'usage du sel à base de potasse.

II. — MÉTATARTRATE DE MAGNÉSIE.

Le prix élevé qu'a atteint l'acide citrique dans ces derniers temps a inspiré le désir de trouver le moyen de remplacer cet acide dans les préparations des limonades purgatives magnésiennes. Il ne s'agit pas ici, bien entendu, des moyens inavoués par leurs auteurs et qui consistent à supprimer dans le citrate de magnésie, sans en changer le nom, et l'acide citrique et la magnésie, qu'ils remplaçaient par du tartrate de soude ou tout autre sel purgatif d'une saveur peu prononcée et produisant des effets analogues, mais surtout d'un prix de revient très-minime. Les réactions chimiques permettent toujours de constater la fraude. Nous voulons parler d'un sel peu connu jusqu'à ce jour des praticiens, et dont l'emploi vient d'être recommandé par M. Léger, pharmacien, comme pouvant remplacer le citrate de magnésie. C'est le métatartrate de magnésie, sel à acide organique dans lequel l'acide tartrique, modifié par une température de 170°, remplace l'acide citrique. L'acide métatartrique ainsi obtenu donne, avec la magnésie, un sel bien soluble et se conservant bien en solution, tandis que le tartrate de magnésie est peu soluble et se dépose rapidement de ses solutions.

Pour préparer cet acide, on prend de l'acide tartrique bien pur, c'est-à-dire exempt de traces d'acide sulfurique qui peuvent s'y rencontrer quelquefois, et on le fond dans une capsule de porcelaine placée sur un feu doux. Il est préférable d'employer un bain d'huile chauffé exclusivement à 170°, qui présente l'avantage de donner plus facilement un produit peu coloré et d'une saveur acide plus franche. Lorsque toute la masse est en fusion tranquille, ce qui s'obtient assez rapidement, on la retire du feu et on la divise en petites masses qui durcissent par le refroidissement et que l'on enferme dans des flacons bien secs. C'est là l'acide métatartrique ou plutôt un mélange d'acide méta et isotartrique.

Pour préparer la limonade magnésienne purgative, voici, d'après M. Léger, comme il faut opérer : on verse sur le mélange d'acide métatartrique grossièrement pulvérisé et de carbonate de magnésie les trois quarts de la quantité d'*eau froide* qui doit entrer dans sa composition ; la réaction, qui est très-vive par suite du dégagement d'acide carbonique, est très-rapide (dix minutes) et la solution est complète. Pour éviter l'élévation de température qui accompagne cette réaction, il est bon de dissoudre d'abord l'acide dans l'eau et d'ajouter ensuite le sel par petite quantité. Quoi qu'il en soit, il faut se garder de chauffer pour hâter la réaction, car l'acide métatartrique, sous l'influence de la chaleur et en présence de l'eau, repasse à l'état d'acide tartrique ordinaire. Le tableau suivant indique les quantités d'acide et de carbonate à employer pour obtenir les limonades aux doses les plus usitées.

	20 gr.	25 gr.	30 gr.	35 gr.	40 gr.	45 gr.	50 gr.	55 gr.	60 gr.	65 gr.
Acide métatartrique	13	17	20	23	27	30	33	37	40	43
Carbonate de magnés.	7	8	10	12	13	15	17	18	20	23

Eau q. s. pour obtenir les solutions que l'on additionne de sirop de limon et que l'on rend gazeuses.

D'après les expériences de M. Léger, les limonades ainsi préparées se conservent sans altération pendant plusieurs semaines. Elles purgent bien et leur saveur n'est nullement désagréable.

III. — FONTAINEA PANCHERI (Heckel).

Syn. : *Baloghia pancheri* (Baillon); *Codioeum pancheri* (Muller).

En 1870, dans une thèse inaugurale soutenue devant la Faculté de médecine de Montpellier, j'ai fait connaître un produit nouveau, véritable huile drastique fournie à la thérapeutique par un végétal peu connu appartenant à la famille des euphorbiacées, tribu des *hippomanées*, et pour lequel j'ai dû créer le genre *Fontainea*, qui a été admis par MM. Baillon et Müller, d'Argovie, les savants monographes de cette famille. Voici la diagnose du nouveau genre : *Flores dioïci ; calyx 4-5 dentatus laciniis œstivatione valvatis. Corollœ petala 4-5-6 ad basim disci annularis 6-5-4 lobi inserta, calyce longiora, cum laciniis calycis alternantia, œstivatione imbricata. Stamina plurima, filamentis basi in columnan crassam connatis, superne liberis antheris exiguis, extrorsis, bilocularibus, adnatis, receptaculum, conico elevatum. Ovarium 4-5 loculare loculis uniovulatis, stylus quasi nullus, stygmata 4 ant 6, lineria bipartita, lobis contortis. Nux monosperma abortu, rare 2-3, sperma, epicarpio carnoso, eudocarpio osseo nunquam secedente, 2-3 cocca, coccis monos permis. Semina nec carunculata, albumen copiosum et oleiferum. Cotyledones late foliacea, penninerviatœ. Arbores Novœ Caledoniœ, foliis alternatis 2/5 petiolatis penninerviatis, ovato ellipticis, nitidis, sine stipulis floribus terminalibus spicato-racemosis.*

Le *Fontainea pancheri* est un grand arbre spécial à la Nouvelle-Calédonie et localisé dans une partie très-restreinte de cette île. Son port rappelle assez celui du poirier, mais avec des dimensions plus grandes. Le tronc peut acquérir un grand développement ($0^m,15$ dé diamètre) ; il est à peu près cylindrique et recouvert d'une écorce grisâtre, rugueuse, fendillée, de couleur uniforme depuis le collet jusqu'à la naissance des rameaux, d'une épaisseur assez considérable, et donnant, par incision, un suc propre jaune orange au moment où il découle des plaies, et passant au rouge pourpre après coagulation. Le bois (aubier et le cœur) est compacte et jaune serin. Les feuilles, luisantes et d'un vert à peu près identique sur les deux faces, sont entières, pétiolées, alternes, largement ovales, coriaces glabres, et penninervées. La côte est très-manifeste ; les autres nervures sont peu accentuées. Le limbe, décurrent et limité au pétiole par deux glandes bien visibles dans le jeune âge, mesure dans sa plus grande longueur 8 à 9 centim. et 4 centim. de largeur. La disposition des feuilles sur l'axe est quinconciale. Le végétal est dioïque et les fleurs disposées en grappes terminales présentant, dans l'un comme dans l'autre sexe, un calice légèrement pubérule, comme le pédoncule de la fleur, gamosépale, cupuliforme, irrégulièrement lobé ; les sépales sont herbacés ; ils ont une *profloraison valvaire*. La corolle, d'un blanc mat est dialypétale, régulière à 5, 6 et même 4 pétales, laineux, étalés, plus longs que les sépales et alternes avec les divisions du calice. Corolle caduque comme le calice. Au-dessous de l'insertion des pétales, on trouve dans les deux sexes un disque ordinairement hexapentagone de couleur orangée et composé de cinq ou six pièces. Les étamines, très-nombreuses, sont réunies par la base de leurs filets en un faisceau appliqué sur toute l'étendue du receptable : filets blancs lanigineux grêles, anthères biloculaires. L'ovaire est libre, ovoïde, hémisphérique et repose sur le disque ; il renferme 4 ou 5 loges uniovulées à ovules anatropes, allongés = 4, 5 ou 6 stygmates sessiles couronnent le sommet de l'ovaire ; le fruit est une noix monosperme par avortement ; quelquefois di ou trisperme, très-obtusement hexapentagone ; l'épicarpe est fin, uni, orangé ; le mésocarpe est charnu, gorgé d'un suc résineux orangé, analogue par sa composition à celui qui découle du tronc par incision ; l'endocarpe est osseux, coriace, épais, dur et garni de côtes longitudinales saillantes. Le fruit renferme une et plus rarement deux ou trois graines, possédant deux enveloppes membraneuses, un albumen épais, charnu, blanc jaunâtre et fortement oléagineux. C'est la partie principale de la plante ; elle seule fournit l'huile drastique. Le poids de chaque graine oscille entre 0 gr. 80 à 1 gr. 20. Elles donnent la moitié de leur poids d'huile par expression et présentent la composition suivante pour 1 gramme de matière ;

<pre>
Huile drastique soluble dans l'éther. 0ᵍ,60
Eau, parenchyme celluleux, fécule, gomme, résine . . 0 ,40
</pre>

L'huile renferme une résine, une huile essentielle, de la gomme et de la matière stéariforme.

Les graines de *fontainea*, qui se distinguent de celles de *croton tiglium* et de *jatropha curcas* par l'absence d'épisperme corné, caronculé, ne peuvent être ingérées sans provoquer des évacuations abondantes, accompagnées de vomissements le plus souvent. Je me suis assuré que, pas plus que pour les autres euphorbiacées, cette propriété n'est liée à la présence de l'embryon. L'huile est fortement drastique, mais presque dépourvue de propriétés émétiques ; cependant, quand elle a été obtenue par l'action d'un dissolvant alcoolique ou éthéré, elle présente souvent cet inconvénient de faire vomir en même temps qu'elle purge. On peut dire qu'en général l'huile qui peut être obtenue par les divers procédés usités pour la préparation de l'huile de *croton tiglium* possède aussi toutes les propriétés purgatives et éruptives de cette dernière, mais toutefois avec un degré d'intensité moindre qui rend son emploi moins brutal. J'ai eu lieu de remarquer qu'il était facile, en variant le mode de préparation, de se procurer un produit doué de propriétés différentes ; l'huile obtenue par expression convient mieux pour l'usage interne, comme évacuant spoliateur, etc. ; tandis qu'obtenue par pression et par dissolvant elle est un agent éruptif très-énergique et très-prompt. J'attribue cette différence d'action à la présence, dans l'huile obtenue par le second procédé de préparation, d'une plus grande quantité d'huile essentielle et de résine qui reste dans le tourteau quand on emploie la pression seulement. Pour me résumer, je vais transcrire ici les conclusions de mon travail sur la *fontainea pancheri* :

« 1° L'huile de *fontainea pancheri* se place au premier rang parmi les purgatifs drastiques les plus énergiques et les excitants du système *dermoïde ;* elle peut être mise en parallèle avec l'huile de *croton tiglium*, dont elle a les propriétés purgatives et qu'elle dépasse comme agent éruptif. 2° A la dose de 2 gouttes, son action purgative s'accompagne de coliques fortes, mais de courte durée ; les vomissements sont rares, quand ils surviennent. 3° Le meilleur mode d'administration est la forme pilulaire. 4° Quand il devra agir à l'intérieur, ce médicament pourra être préparé par simple pression ; quand on voudra l'employer comme révulsif, il faudra préférer l'huile provenant de l'action d'un dissolvant éthéré (procédé Soubeyran). 5° Il est donc vivement à désirer, ces faits étant bien constatés, que le *fontainea pancheri* puisse réussir sur le littoral méditerranéen ou tout au moins dans notre colonie d'Algérie, nous aurions ainsi à notre portée un produit qui pourrait être substitué à la graine des Molluques et affranchirait le commerce de la droguerie, en Europe, du tribut qu'elle paye annuellement aux Indes. »

A ces conclusions, j'ajouterai que le dernier *desideratum* est en voie de réalisation, au moins pour ce qui concerne à nos colonies de la Réunion et des Antilles. En Algérie, la naturalisation continue à être tentée sous les efforts de M. Rivière, directeur du Jardin d'essai, à Alger. Un plant de 1 mètre de hauteur existe dans les serres chaudes du Jardin botanique de la marine, à Saint-Mandrier, près Toulon.

IV. — BANKOUL. — ALEURITES TRILOBA (Forster).

Syn. : *Croton moluccanum* (L.). — *Aleurites ambinux* (Person).

Origine. — L'*Aleurites triloba* (Forster) ou *noyer du Bankoul, noix des Molluques*, est un grand arbre très-répandu dans les pays tropicaux. Naturalisé aux Antilles et à la Réunion, il croît spontanément et à profusion dans les Molluques et dans les îles de l'Océanie (îles Sandwich, Luçon, Taïti, Nouvelle-Calédonie). Il appartient à la famille des Euphorbiacés, tribu des Crotonées, et au genre Aleurites dont nous donnons ici la diagnose : *Aleurites* (Forster). *Flores monoïci, calyx tubulosus bitrifidus laceniis œtivatione volvatis, corollæ petala 5, stamina, calice parun longiora, œstivatione convolutivá cum squamis velglandulis quinque alternantia. Masc. stamina plurima filamentis brevibus, in receptaculum conicum, columnare connatis antheris introrsis, adnatis-ovarium tunica distincta villosa, superne fissa involutum bi tri loculare, loculis uniovulatis styli 2, 3, bi partiti, laciniis acutus. Fructus carnosus, apice dehisans, 2 vel rarius, 3-coccus, coccis chartaceis, intus sub apice hiantibus, bivalvibus monospermis. Arbores in Asia et Occenia tropica obviæ : foliis alternis longe petiolatis; basi biglandulosis, integris vel lobatis, paniculis magnis compositis floribus femineis in paniculis partialibus inferioribus raris, crasse pedunculatis masculis superioribus multi bracteatis, partibus bene omnibus pilis stellatis, minutissimis farinoso carnescentibus.*

Propriétés médicales. — La partie employée est le fruit qui ressemble assez à une noix; de là le nom de l'arbre, qui n'a, du reste, pas l'aspect du noyer. Ces noix fournissent une huile purgative très-douce, et l'amande ingérée ne provoque jamais de vomissements. L'endosperme est très-riche en huile. M. Cuzent, mon très-distingué collègue de la marine, en a fait une étude spéciale dans laquelle il indique un rendement de 60 p. c. J'ai eu occasion de m'occuper de cette huile, au point de vue économique et médical, pendant mon séjour à la Nouvelle-Calédonie, et je dois dire qu'avec des noix fraîches j'ai toujours obtenu une plus grande quantité de produit (par la presse) que celle qu'affirment MM. Payen, de Mondésir et Serres. Le maximum a été de 70/100 en employant les plaques chauffées et la presse stéréohydraulique d'Olivier, que je ne saurais trop recommander. Mes expériences nombreuses sur l'huile de Bankoul confirment l'opinion généralement admise et formulée par M. O'Rorke, à savoir : que le principe actif n'est pas *éméto-cathartique, mais purgatif seulement.* Elle se rapproche, par son action douce, de celle de ricin; mais si elle a sur sa congénère la supériorité que donne l'absence d'odeur et de saveur, et une fluidité plus grande qui la rend plus facilement maniable, je me hâte d'ajouter qu'elle lui est inférieure par l'inconstance de ses effets. Sur une centaine d'expériences que j'ai pu faire, c'est à peine si je trouve 56 résultats bien certains. C'est un demi-succès. L'huile de Bankoul ne renferme, d'après mes recherches, aucun *principe résineux* semblable à celui qu'on trouve dans les huiles drastiques de *croton tiglium*, de *jatropha curcas*, de *fontainea pancheri*, et c'est à son absence (elle ne se montre pas après saponification) que j'attribue son innocente action comme agent émétique. Il est remarquable que, comme pour le ricin et l'épurge, l'huile est beaucoup moins drastique que les semences qui l'ont fournie. Ce fait s'explique par la séparation du corps gras d'avec la résine, qui demeure en totalité dans le marc, d'où j'ai pu la retirer en traitant le tourteau par l'alcool. Ce produit, distillé, laissait un résidu qui, ajouté à l'huile obtenue par pression, exaltait les vertus purgatives de cette dernière. C'est le cas de répéter ici ce que j'ai déjà dit à propos de l'huile de *fontainea*, que la propriété du *corps gras tient beaucoup au mode de préparation, qui devra être modifié d'après les résultats qu'on demandera au produit.*

L'huile de *Bankoul*, qui en somme peut remplacer l'huile de ricin, doit être prescrite à la dose de 60 grammes au moins. On l'administre sous les formes usitées pour l'huile de palma-christi.

On a voulu utiliser, en Nouvelle-Calédonie, le noyer de Bankoul en faisant servir son huile à l'éclairage, et particulièrement comme combustible pour les phares. Malgré tous les efforts, cette tentative est restée infructueuse : cette huile présente le singulier inconvénient d'user très-rapidement les tuyaux de mèche en fer-blanc. En vue de cette application, il eût fallu employer des mèches en platine pour résister à son action destructive. J'ai cherché vainement quel principe il faudrait éliminer du corps gras pour en assurer l'emploi comme comburant, mais je n'ai pas été plus heureux que mes prédécesseurs dans la colonie, auxquels le même problème avait été posé. C'est une étude très-utile à reprendre, surtout au moment où notre colonie, devenue tristement célèbre, vient de prendre une nouvelle activité qui demande la mise en œuvre de toutes ses ressources naturelles.

MÉDICAMENTS AROMATIQUES AMERS.

I. — GONOLOBUS, CUNDURANGO. (Triana)

Historique, origine. — Depuis un certain temps, on parle, sous le nom de *cundurango*, d'un nouvel agent thérapeutique qui ne serait rien moins qu'un antidote du cancer, et viendrait enfin répondre à l'un des grands *desiderata* de l'art médical.

Ce n'est point à ce titre, d'ailleurs, que le *cundurango* a d'abord figuré dans la médecine populaire de l'Amérique du Sud, et long-temps on n'y a vu, ainsi que dans d'autres plantes du même pays, le *guaco*, le *matos,* etc., qu'un remède contre la morsure des serpents.

Ces sortes de blessures, en apparence si légères, étant dans bien des cas suivies d'une prompte mort, on ne s'étonnera point que la découverte des remèdes qui passent pour les guérir ait été partout, dans l'opinion populaire, entourée d'un certain merveilleux; mais ce qui vaut la peine d'être remarqué, c'est que ce merveilleux roule sur le même thème. Il s'agit toujours d'un animal qui, faisant la chasse aux reptiles, récourt, pour se préserver de leur morsure ou pour neu-traliser leur venin, à quelque plante du pays. La plante, d'ailleurs, ainsi que l'animal qui l'a fait connaître, varie suivant les localités. Ainsi, dans la vallée de Magdalena et dans les montagnes qui s'élèvent de ses deux côtés, c'est un héron, le *guaco*, qui se guérit avec les feuilles d'une composée que Humboldt et Bonpland ont appelé *mikania guaco*.

Dans la Nouvelle-Grenade et dans les grandes plaines qui s'étendent de l'orient de la Cordillière des Andes, c'est un petit mammifère qui obtient le même résultat en rongeant les racines tuberculeuses d'une aristolochiée que les naturels appellent de son nom, *matos.* Dans l'Etat de l'Équateur , enfin , c'est le *condor* qui emploie comme contre-poison du venin des serpents les feuilles d'une espèce de *gonolobus*, désignée pour cette raison sous le nom de *cundor-angu*, c'est-à-dire liane du *condor*.

Quelques gonolobées sont considérées par les indigènes comme des poisons violents, et c'est par suite de cette croyance qu'on serait arrivé à découvrir leur action contre le cancer. On rapporte qu'une Indienne de Loxa, qui connaissait les effets meurtriers du cundurango et voulait se défaire de son mari, lui administra avec persévérance une infusion de cette plante ; mais, loin de causer sa mort, elle le guérit d'un cancer dont il souffrait depuis longtemps. C'est cette histoire, devenue légendaire, qui paraît avoir suggéré au docteur Éguiguren, médecin et frère du gouverneur de la province de Loxa, l'idée d'essayer le *cundurango* dans les affections cancéreuses et syphilitiques. On assure que ces essais eurent un plein succès. Plus tard, le gouverneur lui-même, appelé à Quito par ses fonctions politiques, y obtint un égal succès sur plusieurs autres personnes. Le président de l'Équateur, don Gabriel-Gracia Moreno, informé de ces guérisons, notamment de celles qui s'étaient produites dans les hôpitaux de la ville, crut de son devoir de donner à ces faits la plus grande publicité, afin d'attirer l'attention des Gouvernements d'Europe et d'Amérique sur une découverte qui, si elle se confirmait, comme il en avait l'espoir, donnerait à la primitive patrie du quinquina un nouveau titre à la reconnaissance du monde. En conséquence, on distribua avec la plus grande libéralité des tiges de *cundurango*, et l'on en fit parvenir, par voie diplomatique, aux Gouvernements amis, avec prière de les soumettre à l'étude des médecins, des botanistes et des chimistes. M. Triana était en Angleterre, quand le Gouvernement anglais reçut et transmit à l'établissement botanique de Kew les échantillons de *cundurango* pour y être déterminés. On lui a permis de les examiner, mais il lui fut impossible alors de reconnaître, d'après de simples morceaux de tige, une plante qu'il n'avait pas vue auparavant. Quant à ce qui se disait des propriétés anticancéreuses qu'on lui attribuait, il ne put se défendre de témoigner quelque incrédulité, se souvenant qu'en Amérique on donne quelquefois le nom de cancer à des ulcères atoniques de mauvaise nature, syphilitique, gangréneux, etc., etc., qui peuvent être guéris ou améliorés au moyen de plantes empruntées à la médecine populaire du pays. Plus tard, ses prévisions et ses craintes n'ont fait que se justifier de jour en jour.

Les journaux officiels de la République de l'Équateur et des Républiques voisines s'étant occupés, à plusieurs reprises, de cette importante question, et le Gouvernement de la Colombie, en particulier, ayant témoigné le désir de la voir complétement éclaircie, M. Triana en sa qualité de Colombien a pensé qu'il était de son devoir de faire l'étude botanique de cette plante intéressante. Quant à ses propriétés médicales malgré de nouvelles hésitations il dut cependant accepter les convictions générales à cet égard et d'après les documents et pièces à conviction qui ont passé sous les yeux, il résulterait surtout pour lui que, d'après la famille à laquelle le *Cundurango* appartient, jugeant par analogie, il y a tout lieu de croire que cette plante possède des propriétés anti-syphilitiques et dépuratives, comme plusieurs autres Asclépiadées par exemple les *Calotropis*, les *Sécammonées*, les *Tylophora*.

Les membres du Gouvernement de l'Équateur, dans le zèle qu'ils ont mis à propager cette découverte n'ont été évidemment inspirés que par un mouvement désintéressé et généreux ; mais comme plusieurs d'entre eux étaient complétement étrangers à l'art médical il est certain qu'ils ont dû se tromper quant au diagnostic du cancer, tandis que pour les plus compétents, il faut faire la part de l'enthousiasme qu'inspire naturellement l'annonce d'une découverte.

M. Triana favorisé par des conditions exceptionnelles est arrivé à déterminer botaniquement le *Cundurango*, qui a évidemment des affinités intimes avec les *Macroscepis* mais qui ne peut pas être rapporté à ce genre à cause de sa corolle que M. Fuentès décrit comme étant rotacée. Ce même caractère éloigne le *Cundurango* des *Fischeria*; il ne peut pas non plus être un *Oxypétalum* parce que ce genre est caractérisé par des fruits lisses, des styles bifides, des pétales linéaires, tandis que les follicules des *Gonolobus* sont cordées et profondément échancrées à la base. Toute hésitation est donc impossible désormais et cette plante doit être attribuée au genre *Gonolobus*; l'espèce est nouvelle et M. Triana a proposé de la nommer *Gonolobus Cundurango*.

Plusieurs autres espèces de *Gonolobus* ou Gonolobées de la zone tropicale américaine doivent posséder des propriétés analogues, mais avant que la valeur thérapeutique soit constatée, on devra éviter de les confondre.

PROPRIÉTÉS THÉRAPEUTIQUES ET USAGE. — D'après ce que nous venons de dire, on comprendra que nous soyons très-sobres d'appréciations sur la valeur thérapeutique du médicament ; nous ne lui reconnaîtrons absolument que ce qui résulte des expériences directes. La réclame par ses procédés habituels a exalté les vertus de cet agent, c'est pourquoi il faut se tenir en garde contre des illusions qui ne sont pas sans danger tant pour le médecin que pour le malade. De l'ensemble des recherches sérieuses entreprises sans parti pris, il résulte que le *Cundurango* doit être rangé dans la classe si nombreuse déjà des *aromatiques amers*; toutes les autres propriétés sont plus ou moins hypothétiques. La partie employée de la plante est constituée par le bois et surtout par l'écorce. Cette dernière est grisâtre et d'une odeur aromatique un peu musquée, elle recouvre un ligneux jaune paille, brillant, amer et aromatique après avoir été mâché. C'est un échantillon répondant à ce signalement qui a été analysé par M. Antisell.

Matière végétale. 90	Matière grasse, soluble dans l'éther et en partie dans l'alcool fort.	7.0
	Résine jaune, soluble dans l'alcool.	2.7
	Gomme et glucose	5.0
	Extractif (tannin, matière colorante jaune et brune	12.6
	Cellulose, ligneux.	63.5

On n'a séparé jusqu'ici ni alcaloïdes ni autre principe cristallisé et la distillation n'a donné ni essence, ni acide volatil. M. Antisell pense que le principe actif réside dans la résine jaune soluble dans l'alcool ou dans l'extractif soluble dans l'eau. La décoction qui est une des formes pharmaceutiques employées est donc une mauvaise préparation, car elle ne renferme que très-peu de résine. M. Dorvault propose avec juste raison comme préparation rationnelle, (*Journ. de pharm. et de chim.*, nov. 1872), le sirop de *Cundurango* d'après la formule du sirop de quinquina du Codex, c'est-à-dire en épuisant 100 parties d'écorce d'abord pour 100 parties d'alcool à 56° puis par l'eau q. s. pour obtenir 1000 parties de colature. On distille alors l'alcool et le liquide resté dans la cornue est filtré. On y ajoute 1000 parties de sucre et l'on opère au bain-marie de manière à obtenir 1525 parties de sirop.

Sous la forme de poudre l'écorce de *Cundurango* s'administre à l'intérieur et à l'extérieur, on en a fait encore une teinture et un extrait qui se donnent à la dose de 1 à 2 gr. ; la poudre s'administre à celle de 1 gr. à 4 gr. dans une potion dont le sirop de *Cundurango* sert d'édulcorant au poids de 20 à 30 gr.

II. — COPTIS TRIFOLIA (salisb.) HELLEBORUS TRIFOLIUS (l.)

ORIGINE. — Le genre COPTIS ($\kappa o \pi \tau \omega$ je coupe) de la tribu des *Helleborées* famille des *Renonculacées* a été formé par Salisbury pour un très-petit nombre d'espèces. Ce sont de petites plantes herbacées, vivaces, rigidules, glabres, habitant les régions arctiques du globe ; à rhizome horizontal fibrilleux n'émettant que des feuilles radicales longuement pétiolées, triséquées, dont les segments sont dentés triséqués ou multifides ; scapes dressées uniflores finement unibractéolées. Torray et Gray ont ajouté à ce genre quelques espèces aux deux que connaissait Salisbury. Nous donnons ici la diagnose du genre et de l'espèce qui nous occupent :

Calix 5-6-*sepalis coloratis, pétaloïdeis, déciduis. Petala parva cuculata stam.* 20-25, *capsulæ* 6-10, *longi stipitæ, substellatæ, membranaccæ, ovato oblongæ, stilo acuminatæ* 4-6, *spermæ.*

C. TRIFOLIA (SALISB.-*tr.-Soc Lin* 8 p. 305), *obtusis foliis 3 sectis, segmentis obovatis dentatis vix subtrilobatis, scapo 1 flora-4 in humidis palustribus sylvaticis submontanis regionum borœlium : Americœ, Asiœ et Europœ. Helleborus trifolius* (LINN).

Les Américains emploient avec succès depuis quelques années, la racine de cette renonculacée qui est fortement recommandée comme tonique analogue au *quassia amara*. On utilise seulement la racine qui est d'un usage fréquent contre les aphtes, M. Edw, Cress (*Am.*

Journ. of Pharmacy, mai 1873), en a fait récemment une étude très-approfondie de laquelle il résulte que cette plante possède comme principes actifs de la *Berbérine* et une substance cristallisable la *Coptine*. C'est au premier de ces deux principes déjà connu dans le Berberis que le coptis doit son amertume : cette plante ne renferme d'ailleurs ni tannin ni acide gallique, elle ne doit donc posséder que des propriétés amères et toniques. Le meilleur mode de préparation paraît être la solution alcoolique.

III. — BOLDO, PEUMUS BOLDUS (Baillon)

Syn : *Boldoa fragrans* (L.); *Ruizia fragrans* (Ruiz et Pavon); *Peumus fragrans* (Persoz).

Il a été introduit récemment (1871) dans la droguerie un nouveau produit originaire du Chili qui est préconisé contre les affections du foie. Cette substance a été dotée de cette propriété parce qu'un troupeau de moutons décimé par une affection de cet organe ayant été parqué dans un terrain clos par une haie de cet arbre, revint à la santé après en avoir brouté les feuilles. Le *Boldo* appartient à la famille des Monimiacées. Il a d'abord été attribué à un *Laurus dioïcus* (Dombey) c'est le *Boldoa fragans* de Jussieu, la *Ruizia fragrans* de Ruiz et Pavon, le *Peumus fragans* de Persoz, M. Baillon l'a décrit récemment sous le nom de *Peumus boldus*.

Le *Boldo* est un arbre, toujours vert haut de 5 à 6 mètres dont les rameaux sont couverts d'une écorce mince et très-adhérente au bois. Ce bois est faiblement aromatique, l'écorce l'est au peu plus haut degré, elle est brun clair, ridée longitudinalement, la tige porte de nombreuses ramifications. Les feuilles fraiches sont vert foncé, d'une saveur fraiche piquante et camphrée ; sèches, elles sont brunes ou rougeâtres, coriaces, marquées de points blanchâtres, à nervures médianes saillantes, à veines alternes et quelquefois opposées. Elles sont opposées, pétiolées, entières, ovales, avec une petite stipule à la base. Leur surface est couverte de glandules remplies d'une huile essentielle très-aromatique, elles renferment de plus un alcali organique que MM. Ed. Bourgoin et Cl. Verne (*Journal de pharmacie et de chimie,* septembre 1872), ont découvert et nommé *Boldine* à laquelle les feuilles (parties usitées de la plante) doivent probablement leur propriété thérapeutique. Voici le procédé qui a été adopté par les inventeurs pour extraire la *Boldine*. Les feuilles sont séchées, grossièrement pulvérisées puis épuisées par infusion avec de l'eau additionnée de 30 gr. d'acide acétique par kilogr. de produit. Le liquide filtré puis évaporé au bain-marie a été amené en consistance de miel épais, il est acide et renferme outre l'alcaoïde et un peu de matières aromatiques, une grande quantité d'acétate de chaux. Cette chaux provient d'une grande quantité de sel calcaire renfermé dans les feuilles. L'opération est ensuite terminée comme à l'ordinaire c'est-à-dire qu'après un lavage à l'éther, on sature par le bicarbonate alcalin et on enlève l'alcaloïde au moyen de l'éther. Celui-ci à l'évaporation laisse un résidu qui est repris par l'acide acétique étendu, puis précipité par l'ammoniaque. Il est ordinairement nécessaire de répéter une seconde fois le traitement pour assurer la pureté du produit, en le débarrassant d'une petite quantité de matière jaune. La *Boldine* est très-peu soluble dans l'eau à laquelle elle communique cependant une réaction alcaline et une saveur manifestement amère. Elle est soluble dans l'alcool, l'éther, le chloroforme, dans les alcalis caustiques, sensiblement soluble dans la benzine cristallisable. En solution dans les acides, elle précipite l'ammoniaque, l'iodure double de mercure et de potassium et donne avec l'eau iodée un précipité brun marron. Elle est contenue en très-faible quantité dans la plante et c'est cette difficulté de l'obtenir pure et en assez grande quantité qui a empêché jusqu'ici MM. Ed. Bourgoin et Cl. Verne d'en étudier les propriétés physiologiques.

MÉDICAMENTS FÉBRIFUGES

EUCALYPTUS GLOBULUS (Labillardière).

Syn. : *Tasmanian blue Gum-tree. — Gommier bleu de la Tasmanie.*

Origine, historique. — Parmi les végétaux qui, depuis quelque temps, tendent à prendre une place importante dans la matière médicale, on remarque l'*Eucalyptus globulus.*

Ce végétal, originaire de l'Australie et de la Tasmanie, n'est cultivé en Europe que depuis une quinzaine d'années.

Dans son pays natal, l'excellence de son bois pour les constructions et les propriétés fébrifuges de ses feuilles lui ont acquis une grande réputation. M. Paul Ramel, qui connaissait tous les avantages qu'on pouvait en retirer, tant au point de vue agricole et économique qu'au point de vue hygiénique et médical, a employé toute son activité pour l'acclimater en Europe, et, dès 1854, il s'occupait avec énergie de le répandre en France. Les premiers essais furent faits à Paris ; mais à cause du climat de cette ville, il n'a jamais pu y être cultivé que comme une curiosité botanique. D'autres expériences, qui furent tentées dans les départements méridionaux, donnèrent un meilleur résultat.

Depuis, des Eucalyptus furent semés en Algérie par M. Hardy, directeur du jardin d'acclimatation du Hamma (près d'Alger), 1860, et en Corse dans les terrains horticoles de la colonie de Saint-Antoine, par les soins du docteur Carlotti. En Espagne, en Italie, on le répandit également, et partout il a déjà donné les résultats qu'on attendait de lui.

Caractères du genre Eucalyptus.

Le genre Eucalyptus est un des plus remarquables de l'Australie. Son nom lui vient de deux mots grecs (εὖ bien, καλύπτω je cache). Il lui a été donné pour rappeler l'organisation particulière de la fleur, dans laquelle les organes reproducteurs sont cachés pendant un certain temps par le calice. Il a été établi par Lhéritier dans le *Sertum anglicum*, et rangé dans la famille des Myrtacées. De Candolle le

3

place dans les Leptospermées, tribu de la même famille. Ce genre comprend un grand nombre d'espèces, qui, dans leur pays natal, acquièrent des hauteurs gigantesques. Aussi les fameux Wellingtonia, qui, il y a à peine quelques années, étaient regardés, à cause de leurs dimensions colossales, comme les rois de la végétation, semblent-ils être détrônés par certains Eucalyptus australiens. « On a mesuré (d'après M. Müller, directeur du jardin botanique de Melbourne) (1) un *Eucalyptus colossea* ou *Karri* qui avait près de 400 pieds anglais de hauteur (122 mètres); des *Eucalyptus amygdalina* de 420 pieds (128 mètres 10), même de 480 pieds (145 mètres 40) et la hauteur d'un autre individu de la même espèce a été évaluée à 500 pieds (152 mèt. 10). Comme termes de comparaison, on peut citer le dôme des Invalides, haut de 105 mètres; la flèche de la cathédrale de Strasbourg, haute de 142 mètres; enfin la grande pyramide de Chéops, la plus haute construction qui existe, dont la hauteur est de 146 mètres 46. Ainsi le dernier des arbres dont il s'agit jetterait encore de l'ombre sur le sommet de la grande pyramide. »

Si les Eucalyptus nous étonnent par leurs dimensions gigantesques, ils ne nous surprennent pas moins par la rapidité de leur croissance.

A Montévidéo, où les Eucalyptus ont été importés à peu près vers la même époque qu'en France, M. Lasseaux, directeur d'une grande exploitation, raconte (2) qu'un *Eucalyptus oppositifolia* de huit ans avait 8 à 10 mètres de hauteur, sur un diamètre de 0^m15, mesuré à 1 mètre au-dessus du sol; un *Eucalyptus lhemanii* de huit ans d'âge, 8 mètres de haut sur 0^m25 de diamètre, à 1 mètre au-dessus du sol; un *Eucalyptus purpurescens*, à huit ans d'âge, 9 mètres de haut sur 0^m15 de diamètre. Mais c'est surtout l'*Eucalyptus globulus,* comme nous le ferons observer, qui est remarquable par la rapidité de sa croissance.

Les racines des Eucalyptus s'étendent horizontalement et se rapprochent assez des racines traçantes.

Les feuilles sont opposées ou alternes. Dans beaucoup d'espèces elles commencent par être opposées, sessiles; puis, quand elles sont devenues adultes, elles sont remplacées par des feuilles alternes, longuement petiolées. Les feuilles sont entières, penni-nerviées glabres chez un grand nombre d'individus, résineuses et odorantes.

Les fleurs sont parfois grandes et portées sur des pédoncules axillaires, courts, uniflores. Ailleurs, l'inflorescence est en ombelle, entourée d'un involucre qui tombe bien avant l'anthèse. Les fleurs sont blanches ou d'un jaune rougeâtre, composées d'un calice en forme de poire ou turbine, dont le sommet est tronqué et couvert d'un oper-

(1) *Journal de la Société centrale d'horticulture,* 1868.
(2) *Revue horticole* (M. Lasseaux).

cule caduc en forme de calotte. Cet opercule est constitué par deux enveloppes ; aussi quelques botanistes regardent-ils l'extérieure comme le calice, et l'intérieure comme la corolle, formée par des pétales soudés. Les étamines sont en grand nombre, très-longues, avec des anthères vacillantes. L'ovaire est infère, ovale et terminé par un long style à stigmate simple.

Le fruit est une capsule à quatre loges, s'ouvrant au sommet par quatre valves. Les graines sont très-petites, très-nombreuses, anguleuses et insérées sur une colonne centrale, après la déhiscence du fruit, qui est septicide.

Les Eucalyptus se multiplient assez facilement par marcottes, mais surtout par semis, et, d'après des expériences confirmées par le temps, on est autorisé à penser que les Eucalyptus se développent plus rapidement dans les terrains schisteux, tandis que ceux où le calcaire domine leur sont moins propres.

Parmi les nombreuses espèces du genre Eucalyptus, outre le *Globulus* dont nous allons nous occuper, nous devons citer :

L'*Eucalyptus robusta*, au bois dur et veiné, qui lui a fait donner le nom d'*acajou de la Nouvelle-Hollande*.

L'*Eucalyptus résinifera*, dont l'écorce subéreuse sert aux indigènes à couvrir leurs cases, et qui donne, comme principal produit, une gomme résine obtenue par des incisions faites au pied de l'arbre. Cette substance, très-astringente, a été employée avec succès dans les dysenteries. Elle présente en outre, la particularité, de s'épaissir et de durcir tellement à l'air, que les naturels de la Nouvelle-Hollande s'en servent pour fixer leurs haches de pierre aux manches. Elle acquiert, peu de temps après, la dureté de la pierre même. D'après M. Dorvault, cette gomme résine serait le *kino de Botany-Bay*.

L'*Eucalyptus piperita*, qui fournit avec ses feuilles une huile essentielle, présentant beaucoup d'analogie avec celle de la menthe poivrée.

Les *Eucalyptus manniferus* et *dumosa*, dont les feuilles exsudent une substance nutritive sucrée, connue sous le nom de *mélitose*, de *manne de la Nouvelle-Hollande* ou de *lerp des Australiens ;* qui a la composition du sucre de canne dès qu'elle a été séchée à 130°, et qui se distingue de ce dernier parce que, sous l'influence des ferments, elle se dédouble et produit une substance analogue au glucose anhydre, que M. Berthelot appelle *Eucalyne*.

Dans le *Bulletin de la Société botanique de France* nous trouvons :

« L'*Eucalyptus rostrata*, qui possède un bois dur, d'une jolie couleur rouge, d'un aspect perlé, et fournissant, quand on le brûle, une forte chaleur. Son écorce donne de plus quand on la broie, une matière abondante, utilisée dans la fabrication des papiers d'emballage.

« L'*Eucalyptus oleosa*, qui émet, presque à la surface du sol, des racines horizontales renfermant une eau très-pure et très-saine ; aussi serait-il une précieuse conquête pour le Sahara algérien. »

Étude des caractères botaniques de l'Eucalyptus globulus.

L'*Eucalyptus globulus* (Labillard), est un grand arbre des forêts de l'Australie, remarquable par la rapidité de sa croissance, l'aspect tout particulier de son feuillage et la beauté de son bois, qui est incorruptible.

Il fut découvert par Labillardière au cap Van-Diemen (1792). Il appartient à l'icosanderie monogynie du système artificiel de Linné, au genre Eucalyptus (Lheritier) des Myrtacées, et à la tribu des Leptos permées (de Candolle). Le nom spécifique (globulus) lui a été donné par Labillardière, à cause de l'analogie qu'il y aurait entre la forme de son fruit et celle de certains boutons de chemise.

1° *Tronc.* — Il a un tronc qui s'élève droit et atteint, dans son entier développement, les dimensions les plus colossales en hauteur et en largeur. C'est ainsi que, d'après M. P. Ramel, « il peut arriver, en quatre-vingts ans, à la sublime majesté que donnent 100 mètres de hauteur sur 28 mètres de circonférence » (1). L'esprit se trouve vraiment étonné devant une pareille végétation, qui pourtant n'a rien d'extraordinaire, si on la compare à celle des autres espèces du genre Eucalyptus dont nous avons déjà parlé.

M. le docteur Carlotti, de Corse (2), rapporte qu'un *Eucalyptus globulus* de 0ᵐ50 de haut, au moment de sa transplantation, s'élevait, quinze mois après, à 6 mètres et M. Hardy affirme que dans leur jeune âge ils augmentent de 0ᵐ50 environ par mois. Ces faits ont été constatés également par M. le docteur Gimbert, de Cannes (3), où l'*Eucalyptus globulus* est cultivé en grand. D'après lui, ce végétal s'allongerait de 4 mètres à Cannes, en moyenne, durant la saison chaude ; les semis d'un an, plantés au mois de mai, dans un terrain propice, atteindraient 16 mètres de haut en décembre suivant. La végétation de la troisième année serait en tout comparable à celle de la deuxième, mais celle des années suivantes, bien que toujours progressive, commencerait à se ralentir.

Décortication naturelle du tronc et des branches. — On remarque, comme dans beaucoup d'espèces et de genres voisins tels que les *Melaleuca leucodendron* et *viri di flora* (4), qu'à chaque printemps une partie

---

(1) *Journal de la Société centrale d'horticulture.* (Mém. cités.)

(2) *Du mauvais air en Corse*, par M. le docteur Carlotti. — Ajaccio, 1869.

(3) *L'Eucalyptus globulus, son importance en agriculture, en hygiène et en médecine*, par M. le docteur Gimbert, de Cannes, 1870.

(4) Ces deux arbres très-répandus en Nouvelle-Calédonie, donnent à notre colonie d'Océanie son caractère de salubrité qui l'a fait choisir comme lieu de déportation.

de l'écorce de l'*Eucalyptus globulus*, se détache en longues bandes longitudinales qui restent accrochées dans les branches. Cette écorce est d'un blanc grisâtre à l'extérieur et d'un jaune marron à l'intérieur. Cette décortication n'a lieu qu'à l'âge adulte du végétal. Chaque individu fournit par ce moyen une quantité assez grande d'écorce. Ce produit naturel est même tellement abondant, qu'un arbre de dix à douze ans, d'après M. Lasseaux (1) n'en produirait pas moins de 10 kilogr, dans le cours d'une année.

La partie qui tombe est composée de l'épiderme, des couches subéreuses et herbacées et de quelques fibres libériennes.

Feuilles. — Les feuilles sont nombreuses, persistantes et de deux sortes essentiellement différentes. Quand le végétal est jeune, elles sont opposées et sessiles; quand il est adulte, alternes et longuement petiolées.

1° *Opposées*. — Les opposées sont plus ou moins ovales, cordiformes, acuminées au sommet, d'un gris blanc verdâtre, et couvertes à la page inférieure d'une efflorescence blanchâtre, due probablement à une concrétion de l'huile essentielle qu'elles renferment en abondance dans de petites vésicules.

Leur nervation est pennée, et les nervures, sauf la médiane, sont peu saillantes. Cette dernière, lorsque la feuille est encore jeune, présente généralement une coloration rouge, qui se montre aussi sur tout le contour du limbe, sous forme de petit filet. Il est facile de se rendre compte de cette coloration : on remarque au printemps, lors de l'épanouissement des bourgeons foliacés appartenant aux jeunes pousses, que des deux couleurs qui forment le vert de la chlorophylle, c'est la jaune (phylloxantine) qui prédomine dans les petites feuilles opposées composant ces bourgeons. Bientôt les rameaux s'allongeant, les petites feuilles vont constituer sur eux, par groupe de deux, les feuilles opposées. La couleur jaune rougeâtre disparaît alors peu à peu de la nervure médiane au limbe, par suite de la production d'une assez grande quantité de couleur bleue (phyllocyanine), elle persiste seulement sur la nervure médiane et sur tout le long du bord du limbe, mais parfois elle finit par disparaître à la longue.

Les feuilles opposées atteignent, comme dimensions, environ 0ᵐ16 de longueur et 0ᵐ08 de largeur. Elles sont décussées, privées de petioles et, par suite, sessiles sur les rameaux tétragonaux qu'elles embrassent.

2° *Alternes*. — Les feuilles alternes sont lancéolées et arquées en faux, plus allongées que les opposées et d'une texture plus ferme, leur couleur verte est plus foncée et l'efflorescence blanchâtre n'existe que très-superficiellement ou pas du tout. La nervation pennée est

____

(1) *Revue horticole*. (M Lasseaux, Mém. cité.)

plus forte, et la nervure médiane, ainsi que le contour du limbe, présente également la coloration rouge dont nous avons parlé. Elles sont pourvues d'un long pétiole, et pendent verticalement des rameaux sur lesquels elles sont alternes. Elles atteignent environ, dans leurs plus grandes dimensions, 0^m20 de longueur, sans compter le petiole et 0^m05 de largeur. Elles sont donc plus longues et moins larges que les opposées ; mais leur texture est plus ferme.

Ces deux sortes de feuilles sont persistantes et contribuent à l'embellissement de notre végétation hivernale. Elles sont également chargées de matières résineuses et remplies de vésicules qu'il est facile de voir en les plaçant entre l'œil et la lumière, vésicules qui sont les réservoirs de l'huile essentielle d'Eucalyptus.

Passage des feuilles opposées aux feuilles alternes. — Le passage des feuilles opposées aux feuilles alternes s'effectue du sommet à la base des rameaux, et très-lentement ; par suite, les sujets sur lesquels il s'opère portent à la fois et longtemps les deux sortes de feuilles à cause de la persistance du feuillage. Il nous a été facile de le constater sur les individus de Saint-Mandrier où le changement est en train de s'opérer. Mais, si la transition des feuilles opposées aux feuilles alternes est très-lente, une fois qu'elle s'est accomplie, l'alternance devient pour toujours l'état normal des feuilles de l'arbre.

Aspect du feuillage. — Les feuilles alternes contribuent à donner à l'*Eucalyptus globulus* un feuillage d'un aspect tout particulier. En effet, ces feuilles, en pendant verticalement vers le sol, paraissent ressembler de loin à ces transformations particulières du petiole en forme de limbe que l'on désigne sous le nom de *phyllodes*, et qui sont assez fréquentes dans la Nouvelle-Hollande, principalement chez les Acacias Ex. : *Acacia heterophylla*. Mais, si elles ne sont pas des phyllodes, leur ressemblance avec eux n'en donne pas moins au feuillage de l'Eucalyptus l'aspect de celui des végétaux qui en possèdent de véritables ; c'est-à-dire un feuillage peu épais, que traversent facilement les rayons du soleil, et qui, ne projetant sur le sol que très-peu d'ombre contribue à donner un cachet tout particulier à la végétation des lieux où ils se trouvent.

Fleurs. — Les fleurs sont axillaires, sessiles, au nombre de une à trois sur un pédoncule commun très-large.

Avant leur épanouissement, elles sont formées d'un bouton quadrangulaire pruireux et verruqueux. Chaque bouton est entouré de bractées très-caduques, formées de deux parties ovales acuminées, demi-connées, embrassantes. Elles sont glabres, coriaces, longues de 0^m11 à 0^m16, et de couleur légèrement fauve. Quant à la fleur, elle est composée d'un calice tout particulier, qu'on peut considérer comme formé de deux pièces, l'une inférieure, l'autre supérieure.

Calice. — 1° La pièce inférieure constitue le tube du calice, et sa forme se rapproche assez de celle d'une pyramide quadrangulaire à angles très-obtus et à arêtes saillantes. Elle est coriace, épaisse de $0^m 004$ à $0^m 005$ et longue de $0^m 015$ à $0^m 02$.

2° La pièce supérieure a la forme d'une capsule à ouverture très-évasée et ferme le tube du calice, auquel elle sert pour ainsi dire de coiffe. Sa texture est fragile et mince ; sa surface couverte de glandes vésiculeuses renferme une huile volatile, et sa partie supérieure est terminée par une espèce de bouton submucroné. De sorte que, par sa forme, elle se rapproche de celle du couvert d'une cafetière. Cette espèce de calotte est caduque, et se détache de la partie inférieure du calice, au moment de l'anthèse, par un mode de séparation analogue à la déhiscence transversale des pyxides.

La corolle est nulle. Ventenat (1) a émis l'opinion qu'on pourrait regarder la capsule qui ferme le calice avant la fécondation comme formée de pétales caducs et soudés ensemble.

Étamines. — Les étamines sont très-nombreuses, de couleur jaune pâle ou légèrement rosée, libres, périgynes et insérées sur un disque qui borde la gorge du calice, et qui forme une espèce de coussin au-dessus de l'ovaire. Leurs filets son grêles et très-longs ; c'est pour cela que dans le bouton, après s'être dirigés vers l'opercule, ils se replient sur eux-mêmes, de telle façon que les anthères viennent s'appuyer contre la partie supérieure de l'ovaire, qui fait un peu saillie au-dessus de l'orifice du tube du calice. Mais, après la chute de l'opercule, causée par la pression des étamines, les filets qui étaient recourbés se relèvent, dressent leurs anthères, et s'étalent au dessus du calice en forme de panache.

La longueur des filets varie entre $0^m 015$ à $0^m 024$.

Les anthères sont subovoïdes, médiifixes, versatiles et longues d'environ $0^m 001$. Elles sont à deux loges et munies d'une forte glande (2) qui renferme de l'huile essentielle.

Ovaire. — L'ovaire est infère, ovale, adhérent dans toute sa longueur au tube du calice, au-dessus duquel il se montre légèrement sous une forme un peu convexe. Il est à quatre loges, et se termine par un style effilé, surmonté d'un stigmate plus épais, simple, un peu bombé, et qui arrive au niveau des anthères. Les ovules sont très-nombreux et à placentation axile.

Fruit. — Le fruit est une capsule glauque, turbinée, très-aromatique, adhérente au tube du calice, qui est persistant. Dans son passage à l'état de fruit, l'ovaire, par son accroissement, efface peu à peu

____

(1) Voir le *Dictionnaire classique d'histoire naturelle* (famille des myrtacées, t. II).
(2) *Fragmenta phytographiæ Australiæ*, n° XII, par M. Müller, p. 68-70.

le disque qui borde la gorge du calice, et fait subir à ses angles une augmentation sensible.

Aussi, la forme de ce dernier s'arrondissant, il ne présente plus que légèrement ses quatre faces opposées. Néanmoins, les arêtes font encore un peu saillie, et l'aspect général du fruit est plus ou moins anguleux.

Quant à la capsule qui compose le fruit proprement dit, elle est à quatre loges. La déhiscence est septicide et s'effectue par des valves qui s'ouvrent au sommet de la capsule. Chaque valve est composée d'un carpelle unique, privé de ses bords et des placentas qui s'y rattachent ; de sorte que la réunion des bords des feuilles carpellaires forme une columelle centrale qui porte les graines. Le fruit est plus aromatique que l'écorce et la feuille.

Graines. — Les graines sont à placentation axile, et en grand nombre. Elles sont petites, dépourvues d'endosperme. Elles sont fertiles ou stériles (1).

1° Les fertiles sont noires, opaques, ovales, longues de 0^m003, et couvertes de petites rugosités à peine visibles.

2° Les stériles sont brunes, tantôt filiformes et longues de 0^m002 à 0^m003, tantôt plus courtes, rhomboïdales ou trapézoïdes (2).

L'Eucalyptus croît dans les vallées et sur les versants humides des montagnes boisées, depuis le golfe d'Apollo-Bay, jusqu'au delà du cap Wilson, et s'étend ça et là en petits massifs jusque vers les montagnes de Buffallo-Range.

D'après Labillardière, il s'élève à des altitudes plus froides dans les parties australes de la Tasmanie (île de Flurders). Dans nos contrées, l'*Eucalyptus globulus* paraît prospérer surtout dans les terres favorables au développement du chêne-liège, dans les dûnes, les terrains granitiques, schisteux, silico-calcaires. »

Considérations générales sur l'Eucalyptus globulus
au point de vue chimique.

Les études chimiques sur l'*Eucalyptus globulus* se sont appliquées :

1° A l'essence ;

2° A la résine ;

3° A la recherche d'un alcaloïde entrevu par M. le docteur Carlotti et auquel les feuilles et l'écorce de ce végétal devraient leurs propriétés fébrifuges.

Nous allons passer successivement à l'étude de ces principes, en exposant ce qui a été fait sur eux.

1° *Essence.* — L'*Eucalyptus globulus* répand des émanations odo-

(1) *Fragmenta phytographiæ Australiæ.* M. Müller.
(2) Traduction *Fragmenta phytographiæ Australiæ*, M. Müller.

rantes, qui avertissent de sa présence souvent à de grandes distances ; elles sont dues à une huile essentielle. Cette huile essentielle, ou *le principe qui lui donne naissance au contact de l'air*, se trouve renfermé dans des vésicules que l'on découvre dans les feuilles, l'écorce, les fleurs et les fruits.

On ne la retire, jusqu'à présent, que des feuilles ; mais nous pensons qu'on pourrait la retirer également, et en très-grande quantité, des fruits, qui sont encore plus odorants que les feuilles.

M. Stanislas Martin, en 1869, a mis un échantillon d'essence sous les yeux de la Société de pharmacie de Paris (1) ; M. Cloëz en a également préparé et donné une analyse qui a été insérée dans les *Compte-rendus de l'Académie des sciences* (2).

Préparation. — On la prépare par simple distillation à la vapeur, on recueille dans un récipient florentin.

L'huile et l'eau qui distillent se rassemblent dans le récipient.

L'huile, plus légère, surnage et se rend à la partie supérieure, tandis que l'eau, plus dense, occupe la partie inférieure.

D'après M. Cloëz, les feuilles nouvellement récoltées en fournissent un peu plus de 6 p..c.

Propriétés physiques. — L'essence obtenue est un liquide légèrement coloré en vert, d'une odeur pénétrante, aromatique qui tient à la fois du camphre, des feuilles de *Laurier* (*Laurus nobilis*) et de l'essence de menthe poivrée.

Elle bout à 175° et la température reste trois fois stationnaire pendant son ébullition (à 175°, 190°, 200°), pendant laquelle elle se décompose en trois produits, qui distillent successivement pendant les trois temps d'arrêt de la température.

L'essence d'Eucalyptus, soumise à la distillation par M. Cloëz, lui a fourni ces trois produits :

Le 1er distillant à . . . . . . 175°
Le 2e   —   . . . . . . 188° à 190°
Le 3e   —   . . . . . . 200°

Il s'est occupé principalement du premier, et voici en quels termes il en parle dans un rapport à l'Académie des sciences (3).

« *Eucalyptol.* — Le liquide distillé en premier lieu, entre 170° et 180°, n'est pas un produit chimiquement pur ; il est nécessaire, pour le purifier, de le mettre au contact d'abord avec la potasse en morceaux, puis avec du chlorure de calcium fondu. En le distillant de nouveau, on obtient un liquide très-fluide, incolore, bouillant régulièrement à 175°.

(1) *Annuaire pharmaceutique*, 70.
(2) *Compte-rendus de l'Académie des sciences*, mars 1870.
(3) (Loc. cit.).

« Ce produit peut être considéré comme un principe immédiat pur, distinct par ses propriétés et par sa composition des espèces chimiques connues. Je le désigne sous le nom d'*Eucalyptol*. C'est un liquide plus léger que l'eau ; sa densité a 8° est égale à 0,705. Il dévie à droite le plan de polarisation de la lumière. Son pouvoir rotatoire moléculaire est $+ 10° 42$ pour une longueur de 100^{mm}.

« L'Eucalyptol reste liquide après une exposition de trois heures à un froid de 18° obtenu par un mélange réfrigérant de sel et de neige. Aspiré par la bouche à l'état de vapeurs en mélange avec l'air, l'Eucalyptol a une saveur froide, agréable ; on l'a déjà employé avec succès en thérapeutique, sous cette forme. Il est peu soluble dans l'eau, mais il se dissout complétement dans l'alcool ; cette solution, très-diluée, possède une odeur analogue à celle de la rose. La composition de l'Eucalyptol est représentée par la formule $C^{24} H^{20} O^{2}$, déduite de l'analyse concordante de divers échantillons. »

M. Cloëz a reconnu, en outre, que l'Eucalyptol est attaqué lentement par l'acide azotique ordinaire, et que, parmi les produits de la réaction, se trouve un acide cristallisable, non azoté, analogue à l'*acide camphorique*.

Par l'action de l'acide phosphorique anhydre sur l'Eucalyptol, le même chimiste a obtenu un hydrogène carboné différent de l'Eucalyptol par deux équivalents d'eau, auquel il a donné le nom d'*Eucalyptène* et assigné la formule $C^{24} H^{18}$. Il le regarde comme analogue au *Cymène*.

Il résulte de là que dans l'essence d'Eucalyptus se trouvent surtout deux principes.

1° Un principe *oxhydrocarboné*, l'*Eucalyptol*, que l'on doit ranger dans le groupe des essences oxygénées que l'on regarde comme des alcools, c'est-à-dire à côté du camphre de Java, du camphre de Bornéo, des essences de Menthe poivrée (partie concrète), de Cajeput, de Semen-contra, d'Absinthe et de la plupart de celles de la famille des Labiées.

2° Un principe *hydrocarboné*, l'*Eucalyptène*, qui, étant regardé comme analogue au Cymène par M. Cloëz, doit être placé dans le cinquième groupe des carbures d'hydrogène, c'est-à-dire dans celui des *Benzènes*, dont la formule typique est $C^{2n} H^{2n-6}$ et où se trouvent ·

Le Benzène.	$C^{12} H^{6}$
Le Toluène	$C^{12} H^{5}$
Le Xylène	$C^{16} H^{14}$
Le Cymène	$C^{20} H^{14}$
—	$C^{22} H^{16}$ (inconnu)
L'Eucalyptène . . .	$C^{24} H^{18}$

Dans ce groupe se trouve, deux rangs après le *Cymène*, et immédiatement après, le carbure $C^{22} H^{16}$ inconnu, mais dont la série ci-dessus
fait présumer l'existence.

Propriétés chimiques. — L'acide sulfurique concentré colore en
rouge noirâtre l'essence d'Eucalyptus.

L'acide azotique concentré l'épaissit en la résinifiant. Nous pensons
que l'essence d'Eucalyptus, comme la plupart des autres huiles essentielles, doit pouvoir être séparée en deux parties au moyen de mé-
langes réfrigérants convenables, une solide (stéraoptène), une autre
liquide (oléoptène). L'efflorescence blanchâtre qui couvre les feuilles
et les jeunes rameaux est probablement due au stéraoptène de l'essence.

L'essence d'Eucalyptus semble devoir être un excellent antiseptique.
Des expériences faites par MM. Gubler (1) et Gimbert (2), démon-
trent que, mélangée à l'albumine, et à la fibrine, elle en empêche la
décomposition; qu'injectée dans les veines d'un animal mort, elle en
retarde la putréfaction pendant très-longtemps, et enfin qu'elle empêche et arrête le développement des ferments, des miasmes et de
toute sorte d'êtres d'organisation soit végétale, soit animale.

Eucalyptus (essence), ses falsifications étudiées par Duquesnel. — Il
est très-important de reconnaître la pureté des essences surtout quand
celles-ci sont destinées à jouer le rôle de médicaments et à remplir des
indications thérapeutiques précises. Parmi les préparations les plus
employées qui sont fournies par les feuilles et les tiges de l'Eucalyptus,
c'est l'essence, Eucalyptol de Cloëz ($C^{24} H^{12} O^{2}$), qui joue le plus grand
rôle, car c'est à elle que la plante doit sinon toutes du moins ses
principales propriétés. En présence des altérations que l'on peut faire
subir dans le commerce à cette huile il a paru intéressant à M. Duquesnel pharmacien distingué, de l'examiner au point de vue des principales falsifications dont elle est susceptible de devenir l'objet et qui se
réduisent à peu près à quatre. Cette substance peut-être sophistiquée :

1° Par addition d'*alcool* que l'on reconnaît en agitant avec un peu
de rouge d'aniline qui se dissout d'autant plus et communique au
liquide une teinte rouge d'autant plus prononcée que l'alcool prédomine davantage;

2° Par addition d'*huile fixe* qui se reconnaîtra en évaporant sur un
papier; l'essence pure ne laisse pas de trace;

3° Par une addition d'*essence de térébenthine* qui se reconnaîtra
en faisant dissoudre dans l'alcool à 73° dont 1 c. m. cube 6 doit dissoudre 1 gr. d'essence pure;

(1) *Bulletin de thérapeutique médicale et chirurgicale*, 1871. Leçons sur l'Eucalyptus globulus par M. Gubler.

(2) *Brochure sur l'Eucalyptus globulus*, par M. Gimbert (citée).

4° Enfin par addition d'*essence de copahu* qui est incolore et presque de même densité ; cette falsification se reconnaîtra par le point d'ébullition de l'essence falsifiée lequel sera d'autant plus élevé qu'elle sera moins pure, l'essence de copahu bouillant à 260° et celle de l'Eucalyptus entre 169 et 171°.

Résine. — L'écorce, les feuilles, les fruits de l'*Eucalyptus globulus*, outre l'essence, renferment une matière résineuse. Un examen succint de ces diverses parties suffit, à première vue, pour démontrer son existence. Ainsi, en les serrant dans les mains, on les sent y adhérer, et l'on constate qu'elles y ont déposé une matière résineuse, assez abondante.

M. Taillotte a obtenu la résine en se servant du procédé général, qui consiste à évaporer aux trois quarts l'alcoolé de feuilles ou d'écorce, et à traiter ensuite par l'eau l'alcoolé évaporé. La résine, en présence de l'eau, se précipite ; on la recueille et on la fait sécher sur des assiettes.

Ainsi préparée, elle est rougeâtre, cassante, d'une odeur affaiblie d'essence d'Eucalyptus, soluble dans l'alcool, l'éther.

L'acide sulfurique la colore en rouge carmin ; mais cette coloration disparaît en présence de l'eau.

Cette résine rougeâtre n'est pas pure ; M. Taillotte l'a obtenue presque blanche en employant le procédé recommandé par M. Natavielle, pour la préparation de la résine de jalap (1). Ce procédé consiste à débarrasser, par deux ou trois décoctions, les feuilles ou l'écorce de leur matière extractive, à les traiter ensuite par l'alcool à 65° et à agiter les liqueurs alcooliques en y mêlant du charbon animal. On filtre ensuite, on évapore, et l'on obtient pour résidu une matière blanche, qui est la résine pure d'*Eucalyptus*.

Recherche d'un alcaloïde. — Les propriétés fébrifuges des feuilles et de l'écorce de l'Eucalyptus ont fait penser à M. le docteur Carlotti qu'elles pourraient renfermer un alcaloïde auquel elles devraient leurs propriétés, et il se mit à sa recherche. Après deux essais, M. Carlotti rapporte (2) qu'il fut assez heureux pour obtenir une substance résinoïde analogue à celle du quina, qui lui donna, traitée par l'acide sulfurique un sel se rapprochant du sulfate de quinine, mais qui ne put jamais être parfaitement purifié. Beaucoup d'autres tentatives dans le même sens sont restées infructueuses.

M. Adolphe Brunel, de Montévidéo, dans sa brochure (*Observations cliniques sur l'Eucalyptus globulus*) donne le résultat d'une ana-

(1) Procédé indiqué dans l'officine.

(2) *Mémoire sur l'action thérapeutique et la composition élémentaire de l'écorce et de la feuille de l'Eucalyptus globulus*, présentée à la Société d'agriculture d'Alger en 1869, par M. D. Carlotti.

lyse chimique des feuilles de l'Eucalyptus faite à Montévidéo, par M. Camille Weber, en septembre 1868.

M. Weber ne mentionne aucun alcaloïde. Il a obtenu :

1° Des dérivés intéressants de l'essence ;

2° Un acide eucalyptique ;

3° Un principe amer, neutre.

Les résultats de cette analyse récente, tendent à confirmer l'idée aujourd'hui généralement admise : qu'il n'existe pas d'alcaloïde, ou du moins que son extraction exige un mode tout particulier de préparation.

Applications de l'Eucalyptus à la thérapeutique.
Formes pharmaceutiques.

L'Eucalyptus, depuis quelque temps a été employé avec succès en thérapeutique. Ses propriétés médicales sont en grande partie attribuées à l'action physiologique de l'essence. Mais on a pensé, avec juste raison, qu'il ne fallait pas attribuer uniquement à cette dernière les effets de ce végétal, quoiqu'elle en soit le produit caractéristique.

L'Eucalyptus a, d'ailleurs, rendu de grands services dans le traitement des fièvres intermittentes, et les résultats que l'on a obtenus ne sauraient être expliqués par l'action exclusive de l'Eucalyptol (1). C'est sans doute à la présence du tannin, de substances résineuses, amères, peut-être aussi à celle d'un principe immédiat encore inconnu, que les feuilles et l'écorce d'Eucalyptus, doivent leur action particulière et différente de celle de l'essence.

Les applications médicales de l'Eucalyptus peuvent être classées en deux groupes :

1° Suivant qu'on se propose de faire agir l'essence ;

2° Suivant qu'on désire avoir l'action des autres principes.

Nous allons passer successivement en revue les applications des produits retirés de l'Eucalyptus, et celles de ses diverses parties à la thérapeutique.

Produits retirés de l'Eucalyptus.

Ces produits sont l'essence et la résine.

I. *Essence.* — Avant d'entrer dans les applications de l'essence, nous allons dire quelques mots de son action physiologique.

Action physiologique.

Action excitante légère. — Introduite dans l'économie, soit par les voies respiratoires, soit par les voies digestives, elle produit une exci-

(1) *Bulletin de thérapeutique*, août 1871. (Leçons sur l'Eucalyptus globulus, par M. le professeur Gubler).

tation sur les muqueuses des organes. Elle agit donc comme un excitant léger.

A. — A la suite de l'introduction par les voies respiratoires, il y a en effet irritation des muqueuses du larynx et des bronches, irritation dans l'arrière bouche, hypersécrétion de la muqueuse buccale, et l'estomac lui-même est parfois excité. Aussi, d'après M. Gubler (1) il y a en outre de la diarrhée, de la fréquence du pouls, de la chaleur et une diminution marquée dans la tension vasculaire, en un mot une véritable fièvre.

Les mouvements respiratoires sont de plus très-accélérés.

B. — Lorsque l'essence est introduite par les voies digestives, il y a encore excitation des muqueuses des organes par lesquels elle passe. On remarque, dans ce cas, un fait particulier : c'est que les urines acquièrent une odeur de violette qui persiste pendant 24 heures, et la quantité d'urée, d'après M. le docteur Gimbert (2) augmente sensiblement. Cette odeur des urines et cette augmentation d'urée ne se produisent pas quand l'essence est absorbée par inhalation.

Action hyposthénisante. — L'essence, après avoir agi comme un excitant léger est ensuite absorbée et passe dans le torrent de la circulation. Elle agit alors sur le système nerveux central, en tendant à diminuer ou à suspendre son pouvoir réflexe. Son action est donc hyposthénisante.

Voici le résultat des expériences faites par M. Gimbert (3), sur les mammifères (rats, lapins, chiens), les oiseaux, les pigeons, les batraciens, par l'injection sous-cutanée de quelques gouttes d'essence.

A. — Diminution de fréquence des mouvements respiratoires après une accélération inutile ;

B. — Abaissement de la température ;

C. — Affaiblissement musculaire (titubation) ;

D. — Diminution manifeste de la sensibilité reflexe ;

E. — Odeur de violette des urines.

Et à l'autopsie :

1° La plupart des organes exsangues ;

2° Cœur battant encore, donc pas de paralysie de cet organe.

Action stimulante diffusible. — M. Gimbert (4) a remarqué, en outre, d'après ses expériences, que si l'essence d'Eucalyptus, une fois absorbée, agit comme un hyposthénisant de la moelle, elle est au contraire un excitant du grand sympathique, et que, par suite de son excitation, il y a une contraction plus ou moins forte des vaisseaux des

---

(1) *Bulletin de thérapeutique*, août 1871. (Mémoire cité.)
(2) Brochure de M. Gimbert sur *l'Eucalyptus* cité.
(3) (Loc. cit.).
(4) (Loc. cit.).

organes, qui, déterminant une accélération dans le cours du sang, produit une action stimulante dans la circulation capillaire.

D'après cela, il semble que l'essence d'Eucalyptus doive être placée à côté des stimulants diffusibles, tels que l'acétate d'ammoniaque, l'essence de menthe.

Mort par l'essence d'Eucalyptus. — L'essence d'Eucalyptus, administrée à doses toxiques, donnerait la mort par suite de la suspension du pouvoir réflexe de la moelle : vingt gouttes pour un pigeon, quarante-cinq pour un lapin, au-dessus de cent pour l'homme constituent le *minimum léthal.*

Élimination. — L'essence d'Eucalyptus a deux voies principales d'élimination :

1° Celle des poumons ;

2° Celle des reins.

C'est par la première qu'elle s'élimine de préférence.

Il est, d'ailleurs, facile de se rendre compte de l'élimination par les poumons, en partant de ce principe, que (1) les substances étrangères à l'organisme sont expulsées par les émonctoires des principes normaux de l'économie dont ils se rapprochent. Ainsi les corps gazeux s'éliminent par les poumons, et, parmi les volatils, ceux qui sont facilement oxydables s'en vont par les voies urinaires, comme les substances salines. Au contraire ceux qui s'oxydent difficilement s'éliminent par les poumons, comme l'air et les gaz : or, l'Eucalyptol étant difficilement oxydable, il s'ensuit que les poumons doivent être principalement sa voie d'élimination.

Les reins en éliminent une plus petite quantité, puisqu'il sont les émonctoires des substances salines.

APPLICATIONS. — *A l'intérieur.* — L'essence à l'état libre a été employée comme un excitant léger, un hyposthénisant et un stimulant diffusible. M. Gimbert (2) la regarde comme le produit caractéristique de l'Eucalyptus, et lui donne la préférence sur les autres préparations pharmaceutiques, dans le cas où les indications pathologiques le permettent, c'est-à-dire :

« Dans les bronchites subaiguës, à la fin des bronchites aiguës, dans l'asthme humide récent, dans la laryngite catarrhale, apyrétique, dans l'aphonie catarrhale, dans la phthisie chronique, la pneumonie chronique, la fin de la pneumonie aiguë, la gangrène pulmonaire, etc. »

M. Gimbert dit plus loin : « L'essence, donnée au début des affections catarrhales des voies respiratoires, telles que les coryzas, les congestions pharyngo-laryngées et bronchiques, en précipite l'évolution, et je suis convaincu que, dans certaines circonstances, j'ai pu

(1) Commentaires du *Codex.*

(2) (Loc. cit.).

les faire avorter : dans ces cas là, je donnais de très-fortes doses de la substance. Dans la migraine, dans les spasmes de la vessie, dans ceux du larynx et de la poitrine, et dans les troubles nerveux, aucune préparation d'Eucalyptus ne peut être préférée à l'essence. »

A cause de son action hyposthénisante, M. Gimbert ajoute qu'elle pourrait rendre de grands services dans le tétanos.

M. Gubler (1) pense que, comme les baumes, qui agissent directement sur les muqueuses, par lesquelles ils s'éliminent de préférence, l'essence d'Eucalyptus doit avoir une grande vertu dans les affections des voies respiratoires, et aussi dans celles des voies urinaires.

Il l'administre au moyen de capsules de 15 centigrammes chacune, dont il fait prendre de 6 à 20 par jour.

A l'extérieur. — A l'extérieur, l'essence d'Eucalyptus, à cause de sa propriété d'excitant léger, de substitutif, a été employée comme topique dans le pansement des plaies de mauvaise nature, des ulcères, des chancres phagédéniques. Ses propriétés antiseptiques la font regarder, en outre, comme un correctif très précieux des miasmes des appartements, de l'air vicié des salles d'hôpitaux et des odeurs désagréables de la peau.

Elle vient de recevoir, de M. Duquesnel, une nouvelle application : celle de corriger le goût et l'odeur désagréables de l'huile de foie de morue.

Voici la formule de M. Duquesnel pour préparer cette huile :

Huile de foie de morue 1000
Essence d'Eucalyptus 1

Ainsi aromatisée, elle ne possède ni l'odeur, ni la saveur qui lui sont propres : elle est prise, paraît-il, sans dégoût, avec facilité et ne laisse dans l'arrière-bouche comme sur la langue que le goût de l'essence qu'elle renferme.

On remarque, en outre, que les éructations odoriférantes et si désagréables de l'huile de foie de morue sont complétement modifiées.

L'essence conserve assez longtemps son arôme, l'Eucalyptus s'oxydant très-difficilement, mais il faut la conserver dans des flacons bien bouchés, car, exposée à l'air libre comme lorsqu'elle est étendue sur une feuille de papier, elle perd facilement son odeur aromatique pour ne conserver que celle, désagréable, de l'huile de foie de morue.

Les propriétés de l'essence d'Eucalyptus se rapprochent un peu de celles de l'essence de Cajeput, qui est retirée d'un végétal de la même famille, le *Melaleuca minor*, D. C. Comme l'essence d'Eucalyptus, cette dernière bout à 175°.

____

(1) *Bulletin de thérapeutique,* août 1871.

II. *Résine*. — Nous dirons peu de chose de la résine, qui n'a pas encore, que nous sachions, reçu d'application : il paraît cependant qu'elle est employée par les Arabes en Algérie, comme fébrifuge, dans la médecine populaire.

Nous pensons qu'à l'extérieur elle pourrait être très-efficace dans le pansement de certaines plaies et entrer dans la composition d'onguents ou de topiques.

PARTIES NATURELLES EMPLOYÉES.

1° *Feuilles*. — Les feuilles d'Eucalyptus, avons-nous dit, sont de deux sortes : celles qui sont opposées et sessiles, celles qui sont alternes et pourvues d'un long pétiole. Nous avons donné leurs caractères physiques dans la partie botanique de cette étude.

L'odeur de ces deux sortes de feuilles tient à la fois de celle des feuilles du Laurier d'Apollon, du camphre et de l'essence de Menthe. La saveur est âcre, aromatique, un peu térébenthinée, tout en rappelant celle de la Menthe poivrée. A cette première sensation en succède une autre, douce, sucrée, légèrement amère, mais fraîche en même temps.

Applications.

A l'intérieur. **A.** — *a. Propriétés anticatarrhales*. — Les feuilles ont été employées avec succès dans les maladies des voies respiratoires, à cause de l'essence qu'elles renferment.

M. Gubler (1) donne la préférence, en fait de préparations, à leur poudre. Il l'administre sous la forme de l'opiat suivant :

> Poudre de feuilles d'Eucalyptus . . . 4 à 6 grammes.
> Sirop de sucre . . . . q. s.

qu'il fait prendre dans du pain azyme, dans l'espace de vingt-quatre heures.

M. le docteur Thomas, professeur aux écoles de médecine de la marine, a eu quelques cas de succès, par l'emploi de la poudre, dans la bronchite tuberculeuse. Pourtant, trop souvent, les feuilles paraissent ne donner aucun résultat. C'est ainsi que M. le docteur X..., de la marine, atteint de catarrhe sec de Laënnec, affirmait n'avoir éprouvé aucune amélioration par l'emploi de la poudre de feuilles d'Eucalyptus. M. Ramel préconise des cigares, M. Gimbert, celui de cigarettes faites avec des feuilles hachées. Par leur usage, les vapeurs d'essence pénètrent directement dans les voies respiratoires et suivant la dose, y produisent des effets différents (2).

1° A faible dose, elles sont agréables, calment la toux;

2° A dose plus forte, elles provoquent au contraire la toux.

(1) *Bulletin de thérapeutique*, août 1871, déjà cité.
(2) *Brochure sur l'Eucalyptus*, Gimbert, citée.

C'est ainsi que quelques bouffées d'une cigarette d'Eucalyptus calment l'oppression tandis qu'un grand nombre l'augmente. Le cigare est surtout utile dans les toux spasmodiques.

On peut se servir des feuilles pour faire prendre l'essence par inhalation, en versant sur elles de l'eau bouillante et laissant infuser. Mais, dans ce cas encore, l'administration du médicament doit être modérée, car une trop grande quantité de vapeurs d'essence pourrait provoquer la toux.

Les feuilles peuvent également être employées pour faire des fumigations, en pulvérisant des décoctions un peu chargées. On pourrait créer ainsi, dans des chambres de petites dimensions, des atmosphères médicamenteuses, dans lesquelles les malades atteints de catarrhes bronchiques seraient placés pendant un certain temps.

En Espagne, M. le docteur Tristani se sert avec succès de l'infusion des feuilles contre la phthisie pulmonaire.

En Corse, M. Carlotti l'emploie aussi contre cette affection, et il pense, en outre, que les émanations des feuilles ont une grande vertu pour la combattre.

M. le docteur Sicard, de Marseille, se sert également des feuilles (1) et M. le docteur Barrallier, médecin en chef de la marine à Toulon, en préconise beaucoup la médication ; il les a employées :

1° Contre le tympanisme, dans la fièvre typhoïde, sous forme d'infusion qu'il administre en lavements. Par cette administration, les coliques venteuses ont beaucoup diminué.

2° Contre les laryngites qui accompagnent les bronchites chroniques, sous forme de fortes infusions, dont il fait respirer les vapeurs. Ces inhalations, d'après sa recommandation et celle des médecins de la ville d'Hyères, sont très-employées dans cette localité.

Les propriétés anticatarrhales de l'Eucalyptus sont connues depuis longtemps en Australie, où l'on avait déjà signalé l'importance médicale de ce végétal dans le traitement de la phthisie pulmonaire au premier et au deuxième degré, par les émanations que répandent les grands bois des environs de Melbourne, et, on lit à ce sujet, dans l'*Annuaire pharmaceutique* de 1870, qu'un grand nombre de dames anglaises ont émigré vers cette ville, dans le but de guérir leurs poumons malades sous l'influence des bienfaisantes effluves dues aux bosquets d'Eucalyptus qui l'entourent.

b. — Propriété tonique et antipyrétique. — Les feuilles d'Eucalyptus, outre leur action excitante, sont encore toniques et antipyrétiques.

De temps immémorial, les propriétés fébrifuges de l'Eucalyptus ont

---

(1) *Bulletin de la Société d'agriculture d'Alger,* 1869.

été connues en Australie, où il forme à peu près 1/18 des arbres syl-
vestres. On a remarqué que, dans les lieux où il est cultivé, les fièvres
intermittentes ne se font pas sentir, mais que dans ceux où il ne l'est
pas, les populations sont parfois décimées par leurs terribles effets (1).

C'est à la suite du voyage de circumnavigation de la corvette *la
Favorite* que M. de Salvi qui y était embarqué (voyage autour du
monde de 1829 à 1833, commandant Laplace), nous donne le résumé
suivant de son voyage (2) : « Notre équipage fut décimé par les fièvres,
dont nous prîmes les germes en explorant les Anambas du Sud.
Nous fûmes obligés de nous réfugier à Botany-Bay, et, pendant la
traversée de vingt-neuf jours, nous perdîmes trente-deux hommes.

« Aussitôt arrivés au mouillage, la corvette fut évacuée. Comme il
n'existait pas alors d'hôpital, nous fûmes accueillis par les habitants,
qui nous offrirent l'hospitalité la plus large et la plus bienveillante,
et prirent à honneur de nous soigner avec le plus grand dévouement.

« Malades et bien portants furent soumis au même régime, c'est-à-
dire que nous devions, dans la journée, boire un litre d'infusion de
feuilles d'Eucalyptus ; et nous en ressentîmes bientôt les heureux
effets, car pendant notre séjour à Botany-Bay, qui fut de quarante-
deux jours, nous ne perdîmes qu'un seul homme, qui était gravement
malade à notre arrivée. »

Depuis son introduction en Europe, l'Eucalyptus, dans tous les
pays où on le cultive, a produit d'heureux effets dans le traitement
des fièvres intermittentes.

En Espagne, on l'a multiplié en grand dans les jardins et les pro-
menades publiques, surtout à Valence, où on en fait un très-grand
usage contre les fièvres paludéennes. M. le docteur Tristani dit qu'il
y est connu sous le nom d'arbre de la fièvre (3). Des plantations ont
été faites également à Cadix, Séville et Cordoue. Dans cette dernière
localité, on emploie les feuilles vertes aussi en infusion, et on assure
qu'il n'y a pas un seul cas rebelle au traitement de cet excellent
fébrifuge.

En Autriche, M. le docteur Lorinser, de Vienne, a employé l'Eucalyptus sous forme d'alcoolature dans les fièvres intermittentes, et,
d'après lui, sur 53 cas constatés sur les bords du Danube, 43 furent
guéris par l'alcoolature d'Eucalyptus (4). Il ajoute que cette préparation est surtout très-importante dans les cas rebelles à l'action de
la quinine, lesquels ne résistent pas à celle de l'Eucalyptus.

---

(1) *Bulletin de la Société d'agriculture d'Alger*, 1870.

(2) *Bulletin semestriel du comice agricole et forestier de l'arrond. de Toulon*, 1871.

(3) *El compilador medico*, 1860.

(4) *Lyon médical*, avril 1871. Mémoire du docteur Lorinser, de Vienne *sur
l'emploi de l'alcoolature d'Eucalyptus.*

En Corse, M. le docteur Carlotti s'est livré, de son côté, à la culture de l'Eucalyptus, et l'a employé avec succès dans les fièvres intermittentes.

Il a employé la décoction des feuilles pour arrêter les fièvres graves, l'infusion pour combattre les affections spasmodiques, l'alcoolature et l'extrait aqueux pour prévenir les récidives ou produire une action tonique.

M. Carlotti a également remarqué que le caractère de l'Eucalyptus, dans le traitement des fièvres, est de guérir surtout celles qui sont rebelles à l'action du sulfate de quinine, et de ne pas laisser survenir de rechutes après le traitement.

Une bonne préparation, quand on veut obtenir un effet tonique, est l'extrait alcoolique. Il donne facilement une masse pilulaire qui est très-utile, d'après M. Gimbert, lorsque les malades sont affaiblis, car les pilules excitent l'appétit et réveillent les forces.

Les feuilles d'Eucalyptus ont été de même employées avec succès, en Algérie, contre les affections palustres.

M. le docteur Castan, agrégé à la faculté de médecine de Montpellier a fait paraître, dans le *Montpellier médical*, le résultat de l'emploi des feuilles d'*Eucalyptus globulus* qu'il a obtenu à l'hôpital Saint-Eloi, dans l'automne de 1871.

« L'efficacité de l'Eucalyptus dans le traitement des fièvres intermittentes, dit-il, ne saurait pour nous être mise en doute ; sur 27 cas, nous en avons eu 15, c'est-à-dire plus de la moitié, parfaitement guéris par ce moyen. Ajoutons que les essais étaient faits dans des conditions qui ne nous paraissent laisser place à aucune objection. Nos fièvres étaient toutes des fièvres automnales, c'est-à-dire des fièvres ne présentant aucune tendance à une guérison spontanée. Presque toutes avaient été contractées dans un pays essentiellement marécageux, ce qui leur donnait une plus grande gravité ; enfin beaucoup de nos malades avaient été atteints antérieurement de fièvres intermittentes. Un agent qui, dans ces conditions, guérit 15 fois sur 27, a évidemment une action thérapeutique incontestable, etc.

« Un fait qui nous a frappé, et dont l'explication nous paraît encore difficile à donner, c'est le succès qu'obtenait plus facilement l'Eucalyptus dans les fièvres récidivées, c'est-à-dire dans les fièvres dont la guérison est toujours plus pénible, sur les 15 succès obtenus, 8 l'ont été en effet dans les affections placées dans ces conditions. »

M. Castan ajoute que l'Eucalyptus a néanmoins une action inférieure à celle du quina ; dans le cadre des antipériodiques, il le place immédiatement après lui. Ce qui le rend très-précieux, c'est qu'il est parfaitement toléré par le tube digestif. M. Castan n'a jamais vu arriver, en effet, par son emploi, le « moindre accident, pas même les phénomènes nerveux, surdité, tintements d'oreille, vertiges, etc., que produit le quinquina » aussi, à cet égard, lui accorde-t-il une supériorité sur ce dernier.

M. Adolphe Brunel (1) donne dans sa brochure 16 observations dans lesquelles l'Eucalyptus a amené la guérison de la fièvre intermittente. C'est l'infusion de feuilles, édulcorée avec du sirop de sucre, qu'il a employée à l'hôpital de Montévidéo. Il en faisait prendre matin et soir. Elle était faite avec :

8 grammes de feuilles.
120 — d'eau bouillante.

A l'extérieur. — Les feuilles, à cause de la propriété qu'elles ont d'être un irritant léger, un substitutif, ont été utilisées dans le pansement des plaies de mauvaise nature. M. Gubler se loue beaucoup de leur emploi, ainsi que M. Gimbert, qui les a employées dans plusieurs affections chroniques de la peau, telles qu'ulcères variqueux, eczémas humides, plaies syphilitiques et gangréneuses.

L'action trop excitante des feuilles qui s'explique par la grande quantité d'essence et de résine qu'elles renferment, nécessite la suspension rapide du traitement. Mais si les feuilles seules sont trop actives, nous pensons qu'on pourrait préparer avec elles, par digestion, un onguent qui serait certainement très-avantageux dans la médication excitante, et qui pourrait être placé à côté de l'onguent styrax.

Les fruits, étant plus résineux que les feuilles, pourraient également servir à la préparation de cet onguent.

L'application directe des feuilles se pratique de la manière suivante :

Les feuilles sont froissées dans les mains, débarrassées de leur nervure médiane; après quoi, on les place sur des plaies à la manière de bandelettes de diachylon. Elles constituent ainsi un excellent pansement occlusif et compressif, qui a la vertu d'être en même temps stimulant, cicatriciel et désinfectant. L'alcoolature de feuilles d'Eucalyptus est aussi très-efficace comme cicatrisant et désinfectant.

Cette préparation et l'eau distillée ont été employées avec grand succès par M. Demarquay dans le pansement des plaies, comme antiputrides, à la maison municipale de santé; il a obtenu les meilleurs résultats dans les cas même où les autres agents avaient échoué. M. Demarquay pense que l'*Eucalyptol* agit à la façon des huiles essentielles et des camphres en arrêtant par sa présence et son contact le dédoublement des produits organiques coagulables et en enveloppant le pus dans une sorte d'atmosphère qui le frappe d'inertie.

____

(1) Mémoire cité.

Écorce. — L'écorce de l'Eucalyptus renferme, comme les feuilles, de l'essence, de la résine, et, par suite, elle est susceptible de recevoir les mêmes applications. Aussi, ce que nous avons dit à propos des feuilles pouvant se rapporter à l'écorce, nous terminerons ici les applications de l'Eucalyptus à la thérapeutique.

De l'Eucalyptus au point de vue hygiénique comme moyen d'assainissement des contrées morbigènes.

A toutes les propriétés que nous venons d'énumérer l'*Eucalyptus globulus* en joint une autre, non moins précieuse, celle d'assainir les contrées malsaines où on le cultive.

« L'*Eucalyptus globulus*, dit M. Fremy (1), a une valeur considérable sur la terre d'Afrique ; il a en outre l'avantage d'exercer une influence favorable sur la salubrité des contrées où on le multiplie. » De telle sorte qu'un pays qui serait voisin de ces plantations pourrait échapper à une influence épidémique.

Nous lisons également dans le tome XVIII du *Bulletin de la Société botanique de France* (1871), que « des plantations importantes d'*Eucalyptus*, faites par les soins de M. Saulière en Algérie, ont si heureusement modifié les conditions hygiéniques de certaines exploitations industrielles, que le personnel des ouvriers, naguère constamment éprouvé par les fièvres, n'en présente plus maintenant aucun cas. »

En Australie, on lui attribue l'absence de fièvres dans les endroits où on le cultive en grande masse. En Corse, en Espagne et au cap de Bonne-Espérance, on a commencé à constater également son heureuse influence à dissiper les fièvres intermittentes. En Nouvelle-Calédonie où les *Melaleuca* doués des mêmes propriétés croissent en abondance, les mêmes effets bienfaisants sont ressentis.

Les propriétés assainissantes doivent être attribuées aux grandes facultés absorbantes de sa racine et de ses feuilles, dont nous avons déjà parlé, ainsi qu'aux émanations balsamiques dont il est le siége. Ces dernières purifient l'air en paralysant les effets de celles que produisent les marais. Aussi pensons-nous que l'Eucalyptus doit agir de deux manières :

1° Par absorption de l'humidité régnante, c'est-à-dire physiquement ;

2° Par neutralisation des miasmes, c'est-à-dire chimiquement.

Nous allons nous occuper de chacun de ces modes d'action ; mais avant nous croyons à propos de dire quelques mots des causes principales qui rendent un pays insalubre.

---

(1) Extrait du rapport fait au nom de la Société algérienne, publié en avril 1869 dans *le Moniteur.*

L'insalubrité d'une contrée peut tenir à plusieurs causes différentes, parmi lesquelles la présence des marais est une des plus sérieuses.

Les marais peuvent être souterrains ou à la surface du sol ; mais quelle que soit leur nature, c'est toujours par la grande humidité qu'ils entretiennent autour d'eux qu'ils sont pernicieux.

L'eau est essentielle à la formation et au développement de toute existence végétale ou animale. On sait, en effet, que dans le sein des marécages vivent un grand nombre de plantes aquatiques qui croissent, meurent, se pourrissent et renaissent sans cesse, en obstruant le fond de leurs détritus. Puis, les eaux venant à diminuer par suite de l'évaporation produite sous l'influence des grandes chaleurs, ces détritus de matière organique sont exposés ça et là à l'action solaire, qui, en présence de l'humidité ambiante, les décompose en un grand nombre de produits. Il en résulte des vapeurs (effluves de Lancisi) (1) chargées de substances organiques, qui répandent parfois une odeur méphitique. L'eau, dans ce cas, a une double action : celle de favoriser le développement des végétaux aquatiques, et ensuite par ses vapeurs, celle de transporter souvent au loin les miasmes délétères, les ferments végétaux, une fois qu'ils se sont formés.

Nous pensons que des ferments animaux, des animalcules, pourraient également, comme les ferments végétaux, se former, se développer dans les mêmes circonstances, et même reprendre leurs fonctions vitales, sous l'influence de l'humidité, dans le cas où ils les auraient perdues. Des expériences très-curieuses, faites par MM. Doyère et Gavarret sur les Tardigrades, et Sapallanzani sur les Rotifères, les Infusoires, peuvent du moins le faire présumer. Il résulte de ces expériences que ces animaux, desséchés par la chaleur en été, revivent sous l'influence de l'humidité, qui, en gonflant leurs organes, leur rend la vie et le mouvement. Par suite, il ne serait donc pas impossible que des ferments animaux desséchés, et emportés par les vents vers les lieux marécageux, puissent revenir à l'existence, au contact de la vapeur d'eau, et vicier ainsi, par leur présence, l'atmosphère dans laquelle ils se trouveraient en mouvement. La science, en ce moment, ne s'est pas encore définitivement prononcée sur le règne organique auquel appartiennent les miasmes paludéens. Quoiqu'il en soit, il est incontestable que, s'ils sont du règne animal, leur développement aura beaucoup de chance de se produire lorsque leurs germes, par une cause quelconque, se trouveront dans des lieux humides, en présence de matières organiques en décomposition. Une fois ainsi formés, ils rendront l'air méphitique, soit par *leur seule présence*, soit *en donnant naissance à des produits pestilentiels*, en

____

(1) Brochure sur *l'Eucalyptus globulus*, par M. le docteur Gimbert, cité.

vivant aux dépens de la matière organique décomposée, et, par suite, seront la cause directe des fièvres intermittentes à différents types, des dysentéries, des cachexies paludéennes qui proviennent de la respiration de l'air vicié.

Action physique de l'Eucalyptus dans l'assainissement des lieux marécageux. — Les phénomènes vitaux s'accomplissent tous en présence de l'eau, il est clair que toute cause qui tendra à faire disparaître l'humidité régnante dans un milieu tendra, par cela même, à faire disparaître une des sources principales de la formation et du développement de tous ces végétaux ou animaux nuisibles.

Quel autre végétal, mieux que l'Eucalyptus, pourrait produire ce résultat? Par les propriétés absorbantes si énergiques de sa racine, il pompera l'humidité du sol sur lequel il se développe : il absorbera, par sa croissance rapide, les substances minérales nécessaires à la végétation marécageuse. Nous avons dit, en effet, avec quelle voracité cet arbre prend dans le sol les éléments propres à son développement, au détriment de tous les végétaux qui l'entourent et dont il occasionne souvent la mort. Privées d'eau et de substances salines en grande partie, les herbes marécageuses ne pourraient se développer que très-difficilement, et même ne pas se produire. L'air ambiant devenant ensuite moins humide, les vapeurs d'eau, dès lors moins abondantes, ne pourraient plus porter au loin les éléments de la contagion dont elles se seraient chargées.

L'Eucalyptus globulus, planté en grand nombre le long des canaux, par sa présence consoliderait les rives mal assujetties et opposerait ainsi un frein à l'impétuosité des eaux grossies, qui, restant dans leur lit, n'iraient plus, en se répandant au delà, constituer des maremmes marécageuses.

On nous pardonnera d'avoir insisté sur tous ces points qui paraissent s'éloigner du sujet que nous traitons, si l'on veut bien considérer que les principes d'hygiène pure ne sont jamais déplacés au milieu de considérations ayant trait à l'art médical.

Tel est, en résumé, le rôle physique que l'Eucalyptus pourra jouer dans l'assainissement des lieux marécageux : tels sont les avantages qu'il procurera. M. Taillotte, pharmacien de la marine qui a présenté comme thèse inaugurale devant l'École supérieure de pharmacie de Montpellier un travail intéressant sur l'*Eucalyptus globulus* s'exprime ainsi au sujet de l'action chimique de son essence :

« Nous pensons que l'action de l'Eucalyptus ne s'arrête pas là, et « qu'il doit agir en outre chimiquement sur les principes miasma-« tiques, par son essence.

« Nous avons dit que l'essence d'Eucalyptus corrige les odeurs « désagréables, les émanations de la peau, les miasmes des apparte-

« ments, arrête les fermentations organiques de toute sorte, et qu'elle
« empêche la décomposition de la fibrine et de l'albumine. De ses pro-
« priétés antiseptiques, nous déduisons que les émanations d'huile
« essentielle des feuilles doivent avoir certainement une grande part
« dans la disparition des affections paludéennes, en modifiant très-
« rapidement les miasmes d'une contrée. Mais nous pensons que leur
« modification ne peut avoir lieu que par des actions chimiques, qui
« se passent au sein de l'atmosphère, entre l'huile volatile et les prin-
« cipes délétères, et qui, en altérant profondément la nature de ces
« derniers, les mettent dans l'impossibilité d'agir d'une manière
« funeste sur l'économie animale.

« Ces actions chimiques seront certainement difficiles à découvrir,
« et d'ailleurs, pour cela, il faudrait être placé dans les conditions
« voulues, c'est-à-dire dans les contrées malsaines au milieu des plan-
« tations d'Eucalyptus, afin de pouvoir analyser l'atmosphère qui les
« entoure. Néanmoins, nous avons cherché à nous rendre compte de
« ces actions. C'est dans celles que produisent les huiles volatiles de
« la même classe que nous avons essayé de rechercher la manière
« d'agir de l'*Eucalyptol*, et, par suite, la cause de l'innocuité de l'air
« qui entoure les plantations du végétal qui nous occupe. Et, si le
« résultat de notre étude, quoique fondée seulement sur la théorie,
« n'est pas l'expression des faits, que du moins on nous tienne compte
« de l'intention que nous avons eue de les découvrir.

« Le principe hydrocarboné de l'essence d'Eucalyptus, l'*Eucalyp-*
« *tène* ($C^{24} H^{18}$) avons-nous dit, appartient au groupe des Benzènes. Or,
« ce qui caractérise les carbures qui y sont rangés, c'est de pouvoir
« engendrer des alcaloïdes artificiels non oxygénés par la réduction
« de leurs carbures hydrogénés nitrés au moyen de l'acide sulfhydrique
« ou du sulfhydrate d'ammoniaque (procédé de M. Zinin).

« Ainsi le :

« Benzène ($C^{12}H^{6}$) forme la Nitrobenzine ($C^{12}H^{5}(AzO^{4})$) qui donne l'Aniline ($C^{12}H^{7}Az$).
« Toluène ($C^{14} H^{8}$)   —   Nitrotoluène ($C^{16}H^{7}(AzO^{4})$)   —   la Toluidine ($C^{14}H^{9}Az$).
« Xylène ($C^{16} H^{10}$)   —   Nitroxylène ($C^{16}H^{9}(AzO^{4})$)   —   la Xylidine ($C^{16}H^{11}Az$).
« Cumène ($C^{18} H^{12}$)   —   Nitrocumène ($C^{18}H^{11}(AzO^{4})$) —   la Cumidine ($C^{18}H^{13}Az$).
« Cymène ($C^{20} H^{14}$)   —   Nitrocymène ($C^{20} H^{13}(AzO^{4})$) —   la Cymidine ($C^{20}H^{15}Az$).

« La formation de ces alcaloïdes peut être exprimée au moyen des
« formules générales suivantes :

« Soit $C^{2m} H^{2n}$ un carbure d'hydrogène : le carbure d'hydrogène
« nîtré sera $C^{2m} H^{2n-1} (AzO^{4})$, qui, sous l'influence de l'acide sulfhy-
« drique HS donnera (1) :

« $C^{2m} H^{2n-1} (AzO^{4}) + 6 HS = 4 HO + 6 S + C^{2m} H^{2n-1} (AzH^{2})$.

____

(1) *Chimie*, de M. Cahours, tome III, p. 434.

« D'après ces formules, en considérant le parallélisme parfait des
« réactions chimiques des *Benzènes*, on est autorisé à penser que :

« L'Eucalyptène ($C^{14}H^{18}$) formera un carbure nitré la Nitroeucalyptène ($C^{24}II^{17}(AzO^4)$
« et un alcaloïde : l'Eucalyptidine ($C^{24}H^{19}Az$).

« L'Eucalyptidine peut s'écrire également $Az \begin{cases} C^{24}H^{17} \\ H \\ H. \end{cases}$

« Il résulte de là que l'*Eucalyptène* doit avoir, comme les autres
« térèbènes, la propriété, soit, après avoir pris un équivalent d'hydro-
« gène, de s'unir à l'azote pour former un alcaloïde artificiel; soit, après
« en avoir abandonné un, de se substituer à un équivalent de ce même
« gaz, dans l'ammoniaque, pour former une ammoniaque composée.

« Or, les ferments étant des principes essentiellement azotés, nous
« pensons qu'à leur contact l'Eucalyptène pourrait engendrer l'*Euca-*
« *lyptidine*, dont l'existence est certainement incontestable.

« Certes, nous ne voulons pas dire pour cela que, dans l'atmosphère
« des lieux marécageux, il doive se passer la série des réactions qui
« caractérise le procédé général de préparation des alcaloïdes des
« *benzènes*.

« Nous ne voulons rien préjuger sur la nature des réactions qui
« pourraient se passer, mais dire seulement que l'Eucalyptidine, qu'il
« serait facile d'obtenir, sans doute, par le procédé général, pourrait
« se former au moyen de réactions particulières, lorsque les principes
« qui peuvent lui donner naissance se trouveraient en contact.

« Les propriétés antiseptiques de l'essence d'Eucalyptus, qui per-
« mettent à cette substance d'arrêter la putréfaction des substances
« albuminoïdes, de paralyser le développement des ferments, peuvent
« ainsi être expliquées comme étant la conséquence de sa combinaison
« avec des principes azotés. Cette combinaison, dans le cas où elle
« s'effectue avec les substances qui entrent dans la composition des
« ferments et des principes délétères de toute sorte qui entourent les
« marais, doit profondément les modifier, les altérer dans leur compo-
« sition, les arrêter dans leur développement et les mettre par suite
« dans l'impossibilité d'agir d'une manière nuisible sur notre organisme.

« Il nous reste maintenant à citer une autre action chimique de
« l'Eucalyptène, non moins importante.

« L'*Eucalyptol* ($C^{24}H^{20}O^2$), principe oxhydrocarboné de l'essence
« d'Eucalyptus, appartient, comme nous l'avons dit, au groupe des
« essences d'Absinthe, de Cajeput, etc. Or on a constaté que les car-
« bures d'hydrogène naturels qui accompagnent ces dernières peuvent
« fixer les éléments de la vapeur d'eau contenus dans l'atmosphère, et
« donner naissance ainsi à leurs principes oxhydrocarbonés. C'est ce
« qui fait considérer ces derniers comme de véritables hydrates, for-

« més de l'union d'un carbure d'hydrogène avec la vapeur d'eau.

« Ainsi la plupart des huiles de la famille des Labiées présentent
« une composition telle, qu'on peut les considérer comme formées de
« l'union du carbure

$$C^{20}H^{16}$$

« avec des quantités variables d'eau (1). Les essences d'Absinthe et de
« Cajeput offrent une composition telle, qu'on peut la représenter, la
« première par la formule

$$C^{20}H^{14}2HO.$$

« La seconde par

$$C^{20}H^{16}2HO.$$

« Ces essences oxhydrocarbonées se détruisent lorsqu'on les distille
« sur l'acide phosphorique anhydre, en abandonnant à ce dernier les
« équivalents d'eau, tandis que le carbure d'hydrogène devient libre.

« D'après cela, nous pensons que l'Eucalyptène ($C^{24}H^{16}$), carbure
« d'hydrogène naturel, qui accompagne l'Eucalyptol, pourra fixer la
« vapeur d'eau de l'atmosphère et donner naissance à ce dernier. Ce
« qui nous le fait dire, c'est que l'Eucalyptol peut être assimilé à un
« hydrate, car, distillé sur de l'acide phosphorique anhydre, il aban-
« donne deux équivalents d'eau et régénère l'Eucalyptène ; sa formule
« peut par suite être écrite

$$C^{24}H^{18}2HO.$$

« Qui sait même si l'Eucalyptol existe, tout formé dans les vési-
« cules de l'Eucalyptus, et si sa formation n'est pas le résultat d'une
« action secondaire qui se passe entre les émanations de l'Eucalyptène
« et de la vapeur d'eau de l'atmosphère ?

'» On peut du moins le supposer, en voyant les carbures d'hydrogène
« naturels fournir, par la fixation d'eau des composés présentant la plus
« grande analogie avec certaines huiles volatiles oxygénées naturelles.

« De là ressort évidemment une autre explication de l'action assai-
« nissante de l'Eucalyptus, puisque l'Eucalyptène, en se combinant
« avec la vapeur d'eau de l'atmosphère, tend à faire disparaître la trop
« grande humidité qui y règne, et à enlever ainsi une des causes es-
« sentielles au développement des ferments organisés.

« Quoiqu'il en soit, si les explications que nous avons essayé de
« donner des propriétés assainissantes de l'Eucalyptus, ne sont pas
« admises, il n'en est pas moins vrai que ces propriétés ont été dé-
« montrées par les faits. Aussi, serait-il à désirer qu'on répandit cet
« arbre le plus possible dans les contrées morbigènes où la tempé-
« rature lui permettrait de se développer, notamment dans nos colo-
« nies malsaines, surtout dans la Cochinchine. Il est fort probable

____

(1) *Chimie organique* (M. Cahours).

« qu'on réussirait à diminuer le nombre des affections pathologiques
« qui y règnent, en faisant disparaître, par sa présence, une grande
« partie de l'humidité, qui, en contribuant au développement de toute.
« espèce de ferments organisés, a une grande part dans la production
« des causes des maladies qui sévissent dans ces contrées. »

II. — ECHITES SCOLARIS (Apocynées).

Vrai nom botanique : *Alstonia scholaris* (R. Brown).

Parmi les médicaments nouveaux que l'on rencontre à l'exposition
internationale de Vienne (1873) se trouve une plante de la famille des
Apocynées, l'*Echites scolaris*, qui croît abondamment à Luzon, dans
la province de Batangar, aux îles Philippines. Son écorce a été longtemps employée par les indigènes sous le nom de *Dita*, comme un remède souverain contre toutes sortes de fièvres. M. Gruppe, pharmacien à Manille en a extrait une matière amère très-hygroscopique,
incristallisable, qu'il a appelée *Ditaïne*, et qui a été administrée avec
succès à un grand nombre de malades de l'hôpital, en remplacement
de la quinine, aux mêmes doses et de la même manière. En général,
cette nouvelle substance s'est montrée aussi efficace que la quinine
sans les effets désagréables qui suivent l'usage de celle-ci. Dans beaucoup de cas, son activité comme tonique a été bien marquée. La Ditaïne est obtenue comme la quinine : 100 grammes d'écorce en
donnent 2 grammes et son prix reviendrait à 4 fr. 80 les 30 grammes.
(*Union médicale, septembre 1873.*)

III. — BROMHYDRATE DE QUININE.

En faisant agir le bromure de potassium sur le sulfate de quinine
et de cinchonine, M. Latour, pharmacien principal de l'armée, a obtenu, en 1870, des chlorhydrates de quinine et de cinchonine basiques
et neutres. Ces sels analogues comme composition moléculaire aux
chlorhydrates basiques et neutres de ces bases n'avaient pas été indiqués par les auteurs et jusqu'alors nul ne les avait proposés comme
agents thérapeutiques. M. Latour se basant sur le succès à peu près
constant du bromure de potassium dans les affections du système nerveux et sur son association heureuse au sulfate de quinine ou autres
alcaloïdes antipériodiques, a pensé que l'emploi de ces nouveaux sels
pourrait donner des résultats dignes d'intérêt dans quelques cas particuliers, notamment dans les névralgies à types périodiques. L'expérience clinique est venue en partie confirmer cette voie théorique ;
mais, à vrai dire, ces agents n'ont pas été encore suffisamment expérimentés et ils réclament encore l'attention des médecins.

Préparation. — Nous nous occuperons seulement du bromhydrate de quinine neutre. Il importe avant tout de s'assurer de la pureté du bromure ; il ne doit contenir ni chlorure ni iodure. Les proportions des deux substances à employer sont les suivantes :

Sulfate basique de quinine.	10 grammes.
Bromure de potassium pur.	8 —
Alcool à 85°.	50 —
Acide sulfurique dilué à 1 p. c. . . .	10 —
Eau distillée	20 —

On place dans un petit ballon de verre le sulfate de quinine et l'alcool, on chauffe, puis l'on ajoute la solution de bromure de potassium additionné de l'acide sulfurique dilué. Ce liquide est porté à la température de l'ébullition ; après quelques minutes, on sépare par filtration le sulfate de potasse formé, on lave le sel insoluble resté sur le filtre avec suffisante quantité d'alcool chaud ; les liqueurs alcooliques réunies sont évaporées à moitié de leur volume et la solution concentrée est placée dans un endroit frais. Après vingt-quatre heures il a produit au sein du liquide une abondante cristallisation : ces premiers cristaux sont séparés, égouttés et fortement comprimés entre des feuilles de papier à filtrer ; ils retiennent obstinément de l'eau mère. On obtient de nouveaux cristaux en plaçant l'eau mère au-dessus d'un vase contenant de l'acide sulfurique. La première cristallisation donne un sel blanc, opaque, à aspect nacré ; les cristaux obtenus par l'évaporation spontanée de l'eau mère sont isolés, transparents, et à forme nettement accusée. — Ainsi obtenu, ce sel est suffisamment pur pour l'usage médicinal et contient encore quelques traces d'acide sulfurique ; pour l'amener à un degré de pureté suffisant, surtout en vue de l'analyse, on le purifie en le dissolvant dans une petite quantité d'alcool, filtrant, évaporant et reprenant par l'eau ; il reste sur le filtre une faible quantité de sulfate de potasse.

Il est très-important de maintenir les quantités ci-dessus indiquées pour obtenir le sel neutre, car en en employant 5 grammes de bromure au lieu de 8 et négligeant d'acidifier avec l'acide sulfurique, on n'arriverait qu'à préparer un sel basique qui a l'inconvénient d'être moins soluble dans l'eau que le sel neutre.

Le bromhydrate de quinine neutre présente une réaction acide, il est très-soluble dans l'eau et presque en toute proportion dans l'alcool. Il répond à la formule $C^{40}H^{24}Az^2O^4,2BrH,3H^2O^2$. Il s'administre aux doses du sulfate et du valérianate de quinine.

MÉDICAMENTS STIMULANTS.

I. — SACCHARATE DE CHAUX.

Préparation et propriétés physiques et chimiques. — Le sucre joue le rôle d'acide par rapport aux bases, et donne avec elles naissance à des *saccharates ou sucrates*. Le saccharate de chaux jouit de la propriété d'être plus soluble à froid qu'à chaud. Sa solution se trouble par l'ébullition. Il se prépare avec

Sucre	50
Chaux éteinte.	30
Eau.	150

Dissolvez le sucre, délayez la chaux, filtrez, évaporez à une très-douce chaleur au bain de sable en laissant digérer pendant trois jours, en remuant de temps en temps, filtrez de nouveau, et continuez d'évaporer jusqu'à siccité. Le sel ainsi obtenu est d'une couleur légèrement ambrée et d'une saveur fortement styptique, on doit le conserver dans un flacon bien bouché, à l'abri du contact de l'air et de l'humidité. C'est un saccharate bibasique ; il est peu soluble dans l'eau, mais très-soluble dans les dissolutions sucrées; se dédouble dans l'eau bouillante en sucre et en saccharate *tribasique* (Péligot) ; celui-ci est soluble à froid dans l'eau sucrée et reconstitue le saccharate *bibasique*. On a le saccharate *monobasique* en faisant réagir la chaux sur une dissolution bouillante de sucre, il diffère des précédents par la propriété de ne pas se troubler à l'ébullition (Boivin et Loiseau. *Un. pharm.* 1865). M. Benedikt vient de publier (*Jahresbericht* de R. Wirchow et A. Hirsch pour 1872, Berlin, 1873), un procédé nouveau de préparation du *sucrate de chaux monobasique*. On verse une solution de chlorure de magnésium dans une solution de sucre saturée d'hydrate de chaux, on obtient un précipité d'hydrate de magnésie; mais une partie de la chaux reste en dissolution, car la solution calcaire contient à la fois du sucrate de chaux monobasique et du sucrate bibasique ; ce dernier sel a été ramené par l'addition du chlorure de magnésium à l'état de sucrate monobasique, sur lequel le chlorure de magnésium est sans action. Desséché dans le vide, le sucrate de chaux monobasique présente la composition $C^{24}H^{22}O^{22}$, Ca^2O^2+7aq; il se dissout dans l'eau froide, mais à l'ébullition il dépose aussi du sucrate tribasique. Il est précipité par l'alcool, ce qui permet de le séparer de l'excès de sucre qu'il peut retenir.

PROPRIÉTÉS MÉDICINALES. — Le docteur Clelland propose de substituer le saccharate de chaux *sesquibasique* à l'eau de chaux, qui ne contient en dissolution qu'une proportion minime de chaux et qu'il faut administrer à doses énormes, fatigantes pour des estomacs débiles. Le saccharate de chaux est au contraire très-soluble, et par suite, d'un emploi plus commode. D'après cet auteur, il aurait en outre des propriétés thérapeutiques, très-supérieures à celles de la chaux, en tant que médicament alcalin, il est aussi énergique que ceux que l'on emploie habituellement, mais il a sur eux l'avantage de ne pas entraver les fonctions digestives. Le saccharate de chaux est au contraire un tonique énergique pour les organes digestifs, préférable aux toniques tirés du règne végétal dans les cas de dyspepsie opiniâtre. Il ne convient pas seulement dans les cas où la sécrétion du suc gastrique est plus abondante qu'à l'état normal, mais aussi dans ceux où la sécrétion est diminuée. C'est surtout chez les sujets goutteux qu'il paraît agir avantageusement. Loin de produire la constipation, il active les sécrétions alvines, et suffit souvent à lui seul pour faire cesser la constipation qui accompagne certaines dyspepsies. Dans un cas seulement, M. Clelland, l'a vu produire un effet purgatif très-intense. Il s'en est servi, par contre, avec un succès complet, dans certaines diarrhées liées à des troubles de la digestion.

Mode d'administration et doses. — Le saccharate de chaux ne doit pas être pris le matin à jeun parce qu'il donne alors facilement lieu à des nausées; il faut le faire prendre après les repas. M. Clelland l'administre à la dose de 1 à 3 grammes dans un verre d'eau, deux ou trois fois par jour. (Bouchardat.)

ANTIDOTE DE L'ACIDE PHÉNIQUE. — Le saccharate de chaux (propriété très-importante), a été préconisé par M. Hauseman comme l'antidote le plus assuré de l'acide phénique. Par des expériences nombreuses il a prouvé que les alcalis et les terres alcalines sont les véritables antidotes de l'acide phénique, tandis que les huiles grasses, la glycérine, etc., manquent totalement d'effet. Beaucoup d'autres observateurs ont confirmé le choix de ce saccharate. Comme dans les cas d'empoisonnement, il faut opérer avec les antidotes en grand excès et en solution, le saccharate de chaux était naturellement indiqué.

USAGE EXTERNE. — Un récent et douloureux événement, l'explosion de la capsulerie du Mont-Valérien, dont les victimes ont été traitées à l'hôpital militaire de Saint-Martin, a donné à M. Latour, pharmacien principal en ce même hôpital, l'occasion de mettre à profit un mode rapide de préparation du liniment oléo-calcaire, qui, depuis long-temps déjà, lui donne de bons résultats. C'est surtout lorsqu'il s'agit de préparer instantanément et pour des cas exceptionnels des quantités considérables de ce topique, que ce procédé présente de réels avantages. En outre, les éléments nouveaux qu'il y a introduits lui donnent des qualités spéciales, et font concevoir l'espérance que son emploi pourra se généraliser dans un grand nombre de cas, tels que brûlures graves, érythèmes, érysipèles, éruptions varioliques, engelures, en un mot toutes les fois que la peau sera le siége de phénomènes inflammatoires plus ou moins intenses.

A l'origine, il employait la solution de sucrate de chaux; mais pour éviter la formation de carbonate de chaux qui se produit par suite de l'absorption de l'acide carbonique de l'air, il a ajouté de la glycérine qui obvie à cet inconvénient, puis il a été amené à étudier la solubilité du sucrate de chaux dans la glycérine, et finalement, à préciser une formule représentant le terme très-rapproché de cette solubilité, dont le produit est une liqueur dense et de composition constante; il a donné à ce composé le nom de *glycéré de sucrate de chaux saturé*, qui, dans un certain état de dilution, sert à préparer le liniment oléo-calcaire nouveau.

Solution de sucrate de chaux dans la glycérine. — Comme on pouvait le prévoir, le sucrate de chaux est très-soluble dans la glycérine, l'intervention de l'eau et de la chaleur hâte la dissolution; la température peut être portée au degré de l'ébullition sans craindre la coagulation du sucrate monobasique de chaux : la glycérine y met obstacle. Les deux expériences suivantes ont eu pour but de comparer la solubilité du sucrate dans l'eau et la glycérine, isolément.

50 grammes de sucrate de chaux sec, réduit en poudre fine, ont été traités par 100 gr. d'eau distillée à la température de 75 à 80 degrés, la liqueur a été filtrée, et la proportion de chaux déterminée par un dosage alcalimétrique.

10 grammes de la solution ont donné 0 gr. 4958 de chaux correspondant à 3 gr. 646 de sucrate de chaux sec. La solution se coagule par la chaleur.

100 grammes de sucrate de chaux sec réduit en poudre fine, ont été traités par un mélange à parties égales d'eau et de glycérine (100 grammes de chacune) à la température de 75 degrés; la liqueur a été filtrée. La filtration est lente; le dosage alcalimétrique a donné 10 grammes de liqueur renfermant 0 gr. 5161 de chaux correspondant à 3 gr. 756 de sucrate de chaux sec.

La chaleur ne détermine pas la coagulation du sucrate monobasique de chaux.

En comparant ces résultats, on peut admettre que la solubilité du sucrate de chaux est à peu près égale dans l'eau et dans la glycérine ; la faible différence doit être attribuée à une particularité qui est assez intéressante pour la mentionner. Pendant l'évaporation de la solution du sucrate de chaux, pour obtenir cette combinaison à l'état sec, il se forme une petite quantité de carbonate de chaux ; si l'on reprend le sucrate par l'eau, la solution aqueuse ne dissout que des traces du carbonate formé, tandis que le mélange d'eau et de glycérine le dissout en totalité. En effet, si dans ces deux liqueurs on ajoute quelques gouttes d'acide chlorhydrique, on remarque un dégagement notable d'acide carbonique dans le glycéré ; il est faible au contraire dans la solution aqueuse ; ainsi s'explique la différence peu sensible d'ailleurs dans les deux dosages alcalimétriques. Il n'est pas utile d'insister sur ce fait, il est plutôt du domaine de la chimie, et sa discussion tendrait à éloigner du sujet.

Glycéré de sucrate de chaux saturé. — Sans recourir à l'emploi de sucrate de chaux sec, et pour abréger l'opération, on peut obtenir une solution de sucrate de chaux, presque saturée, en procédant comme il suit, et en adoptant les proportions suivantes :

Chaux vive hydratée . . .	200 grammes.
Sucre pulvérisé	400 —
Eau	2 kilogr.
Glycérine.	400 grammes.

Le sucre et la chaux sont intimement mélangés dans un mortier ; l'eau est ajoutée par petites portions afin d'obtenir une bouillie claire sans grumeaux, et le mélange est introduit dans un flacon bouché et agité à plusieurs reprises ; après un contact de vingt-quatre heures, on filtre et on ajoute à la solution de sucrate de chaux filtrée la quantité de glycérine indiquée, puis on évapore jusqu'à la réduction de 1 litre. Il est essentiel de n'ajouter la glycérine qu'après la filtration de la solution de sucrate de chaux. Si l'on faisait cette addition dans le mélange d'eau, de sucre et de chaux, on retarderait sa filtration. Le glycéré de sucrate de chaux ainsi préparé a une densité de 1,280 à la température de + 15 degrés.

Il ne se coagule pas à la température de l'ébullition, mais sa coagulation se produit si on l'étend de quatre fois son volume d'eau. Il contient :

En volume, soit 100 centim. cubes. .	7 gr. 716 de chaux,
correspondant à.	56 gr. 55 de sucrate de chaux sec.
En poids, soit 100 grammes	6 gr. 720 de chaux,
correspondant à.	49 gr. 42 de sucrate de chaux sec.

Appliqué sur la peau, ce glycéré de sucrate de chaux forme une sorte de vernis, puis, sous l'influence de la transpiration il se détache sous forme de grumeaux ; sur les surfaces enflammées, il produit

un sentiment de fraîcheur et de bien-être en diminuant la calorifica·
tion. On peut lui donner des qualités siccatives plus accentuées en
dissolvant à chaud de la gélatine 5 p. 100 environ. M. Puscher a
signalé le premier la propriété que possède la solution de sucrate de
chaux de dissoudre la gélatine.

M. de Breyne a conseillé l'emploi du glycéré de chaux pour remplacer le liniment oléo-calcaire du Codex, afin d'éviter l'odeur, souvent insupportable, qui se manifeste dans les plaies produites par des
brûlures graves et très-étendues ; il attribue cette odeur à la présence
de l'huile contenue dans le liniment. M. Latour n'a pas eu occasion de
constater cette complication dans des cas où le liniment oléo-calcaire
n'avait pas été employé.

Glycéré de sucrate de chaux dilué. — *Préparation du liniment oléo-
calcaire.* — Pour la préparation du liniment calcaire avec le glycéré
de sucrate de chaux, il est préférable d'employer une solution diluée,
une certaine proportion étant utile ; c'est pour ce motif que M. Latour
préfère la formule de Miguel ; deux parties d'eau et une partie d'huile
pour la préparation oléo-calcaire du Codex.

La solution de glycéré de sucrate de chaux diluée se prépare comme
il a été dit plus haut et sans procéder à la concentration ; en cet état,
elle marque 1,1440 à + 15 degrés, et renferme :

En volume, soit 100 centim. cubes .　.　　3 gr. 512 de chaux,
correspondant à.　.　.　.　.　.　.　. 26 gr. 05 de sucrate de chaux sec.
En poids, soit 100 grammes .　.　.　. 　3 gr. 289 de chaux,
correspondant à.　.　.　.　.　.　.　. 24 gr. 19 de sucrate de chaux sec.

La formule du liniment au glycéré de sucrate de chaux est la suivante :

Huile d'arachide .　.　.　.　.　. 200 grammes.
Glycéré de sucrate de chaux dilué . 100　—

Ce mélange est convenablement agité dans un vase à large ouverture.

En substituant l'huile d'amandes douces à l'huile d'olives, on obtient
un mélange un peu moins solide. Dans certains cas, lorsqu'il s'agit de
combattre l'odeur qui se manifeste dans les suppurations abondantes
de brulures graves et très-étendues, on peut remplacer l'huile simple
par l'huile camphrée.

Tel est le topique que M. le docteur Lagarde a employé pour panser les malheureux soldats qui ont été atteints d'une façon si cruelle
lors de l'explosion de la capsulerie du Mont-Valérien. Il a résumé
ainsi son opinion sur les résultats obtenus :

« Les pansements au liniment oléo-calcaire préparé avec le glycéré
du sucrate de chaux remplissent les indications principales qu'on recherche dans le traitement des brûlures. Ils protègent efficacement

les surfaces malades contre l'action de l'air, ils n'adhèrent pas à la
plaie, diminuent la douleur, modifient heureusement la suppuration,
hâtent et régularisent la cicatrisation. « Ils sont d'un emploi facile, et
« peuvent être renouvelés sans entraver le travail de réparation, et
« surtout sans provoquer de douleurs chez le malade. »

La préparation du glycéré de sucrate de chaux étant très-facile à
exécuter, M. Latour croit qu'il serait utile d'en vulgariser l'emploi, et
de conseiller aux chefs d'établissements civils et militaires où des accidents graves par suite de brûlures se renouvellent si fréquemment,
d'en mettre constamment à la disposition de leurs ouvriers, pour faire
le premier pansement, et procurer aux victimes un soulagement
instantané.

M. le docteur Muller, médecin traitant à l'hôpital militaire Saint-
Martin, a employé avec succès ce liniment dans des cas d'érysipèles
de la face.

II. — LACTO-PHOSPHATE DE CHAUX.

A la grande série des agents considérés en thérapeutique comme
réparateurs ou analeptiques vient s'ajouter un nouveau médicament
résultant de l'action directe de l'acide lactique sur le phosphate de
chaux.

PRÉPARATION. — On sature l'acide lactique obtenu d'après un des
procédés ordinaires par le phosphate de chaux gélatineux. On concentre
au B. M. jusqu'à consistance sirupeuse (Dussart). M. Langellé a indiqué
aussi un procédé, dans lequel il se sert encore du phosphate de chaux
gélatineux : voici quel est son mode opératoire. M. Langellé délaye
dans un vase convenable le phosphate sec (à défaut de phosphate pur
on emploie les os calcinés, pulvérisés), dans environ 5 fois son poids
d'eau distillée, ajoutant de l'acide chlorhydrique, et remuant le tout
avec une spatule de verre ou un fort agitateur. La dissolution s'effectue rapidement ; on précipite aussitôt par une quantité suffisante d'ammoniaque pure, en laissant un léger excès d'alcali, et en remuant
vivement pour délayer le phosphate gélatineux. Ce précipité est
ensuite jeté sur un filtre de papier et lavé à l'eau distillée jusqu'à ce
que le précipité produit dans les eaux de lavage par le nitrate d'argent, soit soluble à la fois, dans l'ammoniaque et l'acide azotique.

Arrivé à ce point on peut employer le phosphate gélatineux qui se
trouve débarrassé du chlorure d'ammonium et du chlorure de calcium, si on a opéré avec des os calcinés. On laisse égoutter 24 heures
ce précipité sur le filtre, puis on recueille avec soin le phosphate gélatineux en étendant le filtre sur du papier buvard, et on le chauffe
très-doucement dans une capsule, juste le temps nécessaire pour le

transformer en une bouillie liquide. Alors on tare un ballon de verre ou un matras de 2 litres environ et l'on y reçoit le phosphate réduit en bouillie. On y verse en une seule fois les deux tiers de l'acide lactique et l'on agite vivement pour dissoudre tout ce qui peut être dissout par l'acide; on ajoute ensuite par petite quantité, un peu de l'acide lactique restant en ayant soin d'agiter chaque fois le ballon, enfin on évapore au bain-marie jusqu'à consistance sirupeuse.

Propriétés physiques, chimiques et physiologiques. — Insoluble dans l'eau mais soluble en présence d'un acide, le phosphate de chaux a été appelé à rendre de très-grands services dans la thérapeutique médicale. Introduit dans l'estomac, il est dissout et absorbé grâce à l'acide chlorhydrique, qui entre dans la composition du suc gastrique et forme ainsi un des meilleurs reconstituants connus. Comme la quantité de phosphate de chaux à introduire dans l'économie doit être mesurée, selon certains auteurs, d'après les doses d'acide chlorhydrique renfermé dans l'estomac, il arrive qu'il y en a fort peu d'assimilé : pour obvier à cet inconvénient, M. Dussart dans ces derniers temps, l'a administré combiné avec l'acide lactique.

La formule chimique du corps provenant de cette combinaison n'est pas encore déterminée.

C'est un corps blanc, soluble dans l'eau, et en partie dans l'alcool. Lorsqu'il est pur, d'après M. Menières, il est soluble dans l'eau et dans l'alcool, présente les réactions de l'acide lactique et celles du phosphate de chaux, tandis que celui que l'on trouve dans le commerce est insoluble dans l'eau et dans l'alcool; il y a séparation de l'acide lactique qui reste en dissolution et précipitation de phosphate de chaux. Il résulte encore de nombreuses recherches que le lacto-phosphate de chaux du commerce est un simple mélange : le médicament qu'on prépare sous ce nom n'est pas donc toujours de composition identique.

Propriétés médicinales. — Des observations dues à MM. Blache et Briant, et d'autres médecins, rapportées par M. Dussart, prouvent l'efficacité de ce médicament dans le rachitisme, les affections osseuses accompagnées de mauvais état des voies digestives et dans la dyssenterie.

M. Blache conseille d'employer concurremment le lait avec le phosphate de chaux. En agissant ainsi, M. Blache augmente la solubilité du phosphate et ne fait autre chose qu'administrer le lacto-phosphate (rachitisme).

Joint à une alimentation réparatrice, il trouve naturellement encore son emploi dans le mal de Pott. Le lacto-phosphate de chaux, comme nous l'avons vu, favorise l'accomplissement des fonctions digestives et provoque mieux que tout autre agent la cicatrisation des os. Jusqu'aujourd'hui, on n'a guère employé dans ce dernier genre de maladie que le phosphate de chaux qui, d'après **M. Piorry**, a très-bien réussi; les nombreuses guérisons qu'il a obtenues appuyent son assertion. Quant à moi, je crois que l'emploi du lacto-phosphate conduirait à des résultats sinon plus accentués du moins plus prompts, m'appuyant toujours sur sa plus grande facilité d'absorption.

Doses et modes d'administration. — La dose à administrer par jour est de 1 à 10 grammes, sous forme de sirop ou de pastille. Le sirop est au 20me, les pastilles au 10me. Le sirop, d'après **M. Menières**, doit se préparer en prenant :

Lactate de soude très-blanc et en plaques. .	1 gramme.
Phosphate acide de chaux soluble. . . .	4 grammes.
Sirop de sucre très-blanc	395 —

On fait dissoudre ensemble les deux sels dans :

Eau distillée	q. s.

à une très-basse température et l'on ajoute la solution au sirop froid. On obtient ainsi un produit d'une grande limpidité qu'on aromatise avec quelques gouttes d'essence de citron. Le meilleur procédé à suivre c'est de se servir du phosphate de chaux gélatineux qu'on traite par l'acide lactique. On obtient ainsi un sirop réalisant toutes les qualités d'un bon sirop médicamenteux.

MÉDICAMENTS STUPÉFIANTS.

I. — ÉSÉRINE. — SULFATE NEUTRE D'ÉSÉRINE.
Syn. : *Physostigmine ; Calabarine.*

L'Ésérine, du nom *Esere* que les naturels du Vieux-Calabar donnent à un végétal de la famille des Légumineuses sous ordre des Papillionnacées, tribu des Euphaséolées, est un alcaloïde tout récemment obtenu : il est doué de propriétés thérapeutiques que nous nous proposons d'examiner, après en avoir indiqué le mode de préparation. Cette gousse qui renferme deux ou trois graines est connue particulièrement sous le nom de fève de Calabar, d'où le nom de *Calabarine* donné autrefois à l'alcaloïde qui nous occupe.

Préparation. (A. Vée.) — La fève de Calabar réduite en poudre fine, est épuisée par l'alcool à 95° (centésimaux) employé froid. Les liqueurs alcooliques distillées avec précaution en commençant par les plus étendues, laissent un extrait que l'on mélange intimement avec de l'acide tartrique en dissolution concentrée : Après un contact suffisamment prolongé, on étend d'eau, on filtre, puis on sursature et on agite à plusieurs reprises avec de l'éther qui laisse par évaporation, l'alcaloïde mélangé de substances étrangères. (Ce mode opératoire n'est autre chose que le procédé de Stass employé dans les recherches d'un alcaloïde dans les opérations toxicologiques.) On le dessèche en l'exposant sous une cloche au-dessus de l'acide sulfurique et on le reprend par l'éther anhydre, qui le laisse déposer à peu près pur. Par des cristallisations répétées, soit dans l'éther, soit dans l'alcool, on parviendrait sans doute à le débarrasser entièrement de la matière colorante rouge qui l'accompagne. Mais elle y adhère avec tant d'opiniâtreté qu'il est très-difficile d'en séparer les dernières traces, si l'on opère sur des quantités assez grandes.

Propriétés chimiques, physiques et physiologiques. — L'*Ésérine* est une base cristallisable, douée d'une saveur faiblement amère qui ne se développe que lentement. Elle a été obtenue pour la première fois par MM. Vée et Leven. Auparavant elle avait été connue mais à l'état impur et désignée sous le nom de *physostigmine*. Elle est soluble dans l'éther, l'alcool, le chloroforme, peu soluble dans l'eau à laquelle elle communique cependant une réaction franchement acide. Les cristaux sont des lamelles très-minces de forme rhombique parfaitement régulière, ou altérée par des modifications sur les angles obtus, se colorant dans la lumière polarisée. Les acides la dissolvent facilement, et les dissolutions ainsi obtenues ne précipitent pas les réactifs généraux des alcaloïdes. Chauffée sur une lame de platine, elle fond, répand d'abondantes vapeurs blanches et brûle dans son résidu. Ses sels sont presque tous solubles. L'Ésérine en dissolution agit promptement sur la pupille humaine. Une seule goutte d'une dissolution au millième introduite dans l'œil, suffit pour obtenir une contraction excessive et persistante.

L'application d'un pareil médicament mérite de la part des chirurgiens et médecins une grande prudence. Ils devront faire preuve d'une grande sagesse et circonspection, quand il s'agira de formuler un collyre ou pommade, ou autre préparation pharmaceutique dans laquelle ils voudront faire entrer l'ésérine. Ils n'oublieront pas d'après les expériences faites sur des animaux par MM. Vée et Leven, que s'il y a inégalité, irrégularité, dans la contraction de la pupille, ou même absence de toute contraction avec paralysie générale, ces résultats peuvent quelquefois être occasionnés par l'instillation d'une solution trop forte.

Dans ce cas, la force de la solution ou bien la quantité employée peut produire également un spasme des paupières, des contractions douloureuses de l'œil. Si l'on introduit entre les paupières une goutte d'une dissolution au millième, on remarque d'abord du larmoiement. Après 7 à 15 minutes on constate une légère contraction des paupières. Au bout de 30 minutes le resserrement de la pupille atteint son maximum de contraction ; cette contraction peut aller même très-loin, et l'ouverture pupillaire se dessine alors comme une petite ouverture noire, de la dimension d'un tiers de millimètre de diamètre. Si l'on a eu le soin de faire l'expérience sur des iris bleus, on voit d'une manière très-nette, cet aspect curieux d'un tout petit point noir au milieu des bords de la pupille. Quelquefois on observe un léger frétillement des bords de la pupille : cette oscillation fibrillaire démontre que la contraction de l'iris peut se faire d'une manière convulsive.

Comme confirmation à ce que nous disions tout à l'heure, au sujet de la prudence qu'on devait mettre à user d'un pareil médicament, nous signalerons deux des conclusions qu'ont tiré MM. Vée et Leven de leurs nombreuses expériences. Ils ont pu constater :

1° La puissance de cet alcaloïde qui frappe successivement le système musculaire, depuis les membres inférieurs jusqu'à la tête ;

2° Son inégalité d'action qui fait que la dilatation de la pupille est aussi fréquente que la contraction.

Cette diversité des phénomènes et cette dissemblance d'effets, nous paraissent avoir pour cause les doses variables auxquelles elle a été prescrite.

CARACTÈRES TOXICOLOGIQUES. — Soif intense, constriction de la gorge, secousse et convulsion des muscles, salivation abondante, paralysie des membres inférieurs, grande difficulté de la respiration, ralentissement des mouvements du cœur, et mort. Les vomissements survenant dès le début peuvent sauver le sujet.

PROPRIÉTÉS MÉDICALES. — Comme nous l'avons dit en parlant des propriétés physiologiques de l'*Ésérine*, sa principale action est de contracter la pupille. Son emploi a été suivi d'un succès incontestable dans la mydriase artificielle et pathologique. La mydriase artificielle se produisant toujours après un examen rigoureux du fond de l'œil, quand on a eu recours, bien entendu à l'instillation préalable de l'atropine, elle trouve naturellement dans l'*Ésérine* un antagoniste efficace.

La mydriase qui se rattache à une cause morbide soit de provenance traumatique, soit d'origine rhumatismale, soit à la suite d'une maladie débilitante par sa nature ou par sa longueur, etc., a été très-avantageusement combattue par des applications successives de l'ésérine.

Ce puissant alcaloïde mydriatique peut être très-utilement employé pour combattre les plaies périphériques de la cornée et prolapsus de l'iris par sa puissance contractile sur les fibres concentriques de ce voile.

L'Ésérine trouve encore son application dans le cas des pupilles glaucomateuses tant que l'iris n'est pas encore atrophié.

Avant l'opération de *Iridectomie* dans le glaucome, l'ésérine, on le comprendra facilement, est d'une application raisonnée. En effet, en contractant la pupille, en élargissant et en tendant par conséquent le diaphragme irien, non-seulement, on offrira une plus vaste et plus résistante surface aux instruments qui doivent le saisir en faisant *l'iridectomie*, mais encore on diminuera ainsi les chances de blesser le cristallin. Tout le monde sait que plus la mydriase est considérable, plus on court le risque de blesser cette lentille.

Dans l'adhérence de l'iris elle est employée concurremment avec l'atropine pour solliciter un mouvement de va et vient qui allonge les synéchies et facilite leur arrachement. De même dans l'iritis syphilitique où il faut obtenir des dilatations et des rétrécissements successifs, l'ésérine vient se joindre à l'atropine pour agir inversement.

Antagoniste de la strychnine, spécifique du tétanos, elle déprime les fonctions de la moelle, diminue la sensibilité réflexe, paralyse le cœur et les muscles inspirateurs. Comme nous l'avons vu plus haut, par la mydriasis elle est antagoniste de l'atropine.

Mode d'administration et doses. — Collyres, papier, tablettes gélatineuses.

Encollyre, M. Galezowski l'a employée contre l'héméralopie endémique, à la dose de 0 gr. 10 centigr. pour 10 grammes d'eau.

Le sulfate d'ésérine est aussi employé sous la forme de collyre à une dose égale : on l'utilise même sous forme de papier gradué ; on remplace quelquefois le papier par des feuilles très-minces de gélatine.

Nous dirons ici un mot du sulfate d'ésérine, sans en faire un chapitre à part.

SULFATE NEUTRE D'ÉSÉRINE.

Les médecins qui s'occupent des maladies des yeux font un usage très-fréquent de solutions neutres d'Esérine. La difficulté de se procurer cet alcaloïde à l'état de pureté, a conduit M. Petit à entreprendre quelques recherches, et il a fait connaître en 1871, le moyen d'obtenir directement les solutions de sulfate neutre d'Ésérine.

On prépare de l'extrait hydroalcoolique de fèves de Calabar. Cet extrait est dissous dans q. s. d'eau distillée, soit 4 parties. On filtre cette solution. Le faible résidu qui reste sur le filtre ne contient pas d'alcaloïde. On ajoute 1 gr. de bicarbonate de potasse pour 20 gr. d'extrait, puis on agite avec de l'éther en excès. Cet éther devient nettement alcalin. On le sépare facilement en renversant le vase et laissant écouler la liqueur aqueuse. Après quelques minutes de repos pour qu'il ne reste aucune trace de bicarbonate de potasse, l'éther chargé d'ésérine est versé au moyen d'un entonnoir dans un autre vase.

On ajoute un peu d'eau distillée, puis, goutte à goutte, de l'acide sulfurique titré, qui doit renfermer très-approximativement 40 gr. d'acide sulfurique monohydraté (SO^3HO) par litre, de telle sorte qu'une goutte ou 0 gr. 05, corresponde à la quantité d'ésérine nécessaire pour former 0,01 gr. de sulfate neutre d'ésérine. On agite à chaque goutte, et en plongeant dans l'éther un papier de tournesol très-sensible, on se rend parfaitement compte du moment de la saturation. La liqueur aqueuse est séparée de l'éther qui ne renferme plus d'ésérine. On le renverse dans le flacon où se trouve la solution primitive et non épuisée d'extrait de fève de Calabar. Après agitation, on sépare l'éther chargé à nouveau d'ésérine. La liqueur aqueuse de sulfate neutre d'ésérine déjà préparée, ajoutée à l'éther, s'empare de l'alcaloïde qu'il renferme, par additions successives de nouvelles gouttes d'acide sulfurique. Trois ou quatre traitements éthérés suffisent pour épuiser la solution d'extrait de fève de Calabar.

Le même éther sert pour tous les traitements.

Cette première liqueur suffirait à l'usage médical; mais il est préférable afin d'avoir le sulfate dans un plus grand état de pureté, de traiter cette solution exactement comme la première liqueur mère.

On obtient ainsi une solution de sulfate d'ésérine qui, évaporée à siccité, donne des cristaux prismatiques allongés qu'on peut observer au microscope; mais, en général, les liqueurs sont chauffées au bain-marie pour évaporer l'éther et l'alcool qu'elles renferment.

Si on ajoute assez d'eau pour obtenir autant de grammes qu'il a fallu employer de gouttes d'acide sulfurique titré, la liqueur ainsi préparée contient un centigramme d'ésérine par gramme. Une goutte d'un collyre renfermant 1 gramme de cette solution pour 9 grammes d'eau distillée contracte très-nettement la pupille; mais la dose généralement employée est de 2 grammes pour 8 grammes. En ajoutant de la teinture d'iode à une solution de sulfate d'ésérine, M. Petit a obtenu de très-beaux cristaux d'ésérine iodée.

Je crois devoir rappeler ici le très-intéressant travail publié par M. Duquesnel dans le numéro du 15 novembre 1869 du *Bulletin général de thérapeutique*, sur la préparation et l'application à l'oculistique de l'ésérine bromée.

II. — ÉSÉRINE BROMÉE.

Syn. : *Bromure d'Ésérine. — Bromésérine.*

En étudiant l'action de différents corps sur l'ésérine, on a obtenu à l'aide du brome, une substance nouvelle bien définie et cristallisée. C'est le premier corps dérivé de l'ésérine obtenu dans cet état de pureté. Les sels fournis soit par les acides minéraux, soit par les acides organiques, sont plus ou moins cristallisés, ils se présentent sous l'aspect d'une matière gommeuse, l'acide bromhydrique seul paraît jusqu'à présent donner un produit plus stable.

PRÉPARATION. — Le brome sous forme de solution aqueuse se combine avec l'ésérine et se transforme en un bromure d'ésérine ou bromésérine. Suivant les propriétés du brome qui entre dans la combinaison on peut obtenir un second composé d'un jaune pâle, amorphe, et déliquescent, ou un troisième d'aspect résineux qui est le dernier terme de l'action du brome. Ces réactions présentent quelques analogies avec celles qui ont lieu lorsque l'on traite la codéine de la même façon. C'est le premier de ces composés que M. Duquesnel, pharmacien, indique comme ésérine bromée et voici quel est le mode de préparation que donne cet habile praticien :

Si à de l'ésérine pure réduite en poudre on ajoute de l'eau bromée jusqu'à apparition d'un nuage jaune persistant, on obtient une liqueur légèrement jaunâtre qui prend au bout de quelques instants une teinte violacée, on filtre, on évapore à siçcité au bain-marie, et l'on obtient, si toutefois la sursaturation ne vient pas en retarder la formation, une masse confuse de paillettes cristallines d'autant plus volumineuses que l'eau bromée a été employée en quantité strictement nécessaire. Ces cristaux sont incolores, mais enveloppés d'une substance rouge incristallisable, produit de l'oxydation d'une partie de l'ésérine. Un lavage des cristaux pulvérisés avec de l'eau à 0 degrés et saturée d'éther, puis une seule cristallisation dans l'eau distillée donnent des cristaux incolores, sous forme d'aiguilles déliées ou de groupes de cristaux très-tenus.

Propriétés physiques et chimiques. — Ces cristaux vus au microscope, ont la forme de prismes à quatre faces, très-allongés dont les bases sont modifiées par des plans plus ou moins inclinés. Ils se colorent fortement dans la lumière polarisée. Quand on vient à en examiner une certaine quantité, on trouve des cristaux de forme un peu différente, obtenus cependant dans une même liqueur ; cette particularité pourrait donner à croire qu'il peut y avoir un mélange de deux substances très-voisines provenant peut-être de deux alcaloïdes isomères mélangés dans la fève de Calabar. Solubles dans l'eau surtout à chaud, solubles dans l'alcool dont ils se séparent par l'évaporation sous forme d'aiguilles très-fines ; insolubles dans l'éther, le chloroforme, les huiles fixes volatiles, peu solubles dans la glycérine même à chaud, inaltérables à l'air humide, une température de 100° ne les décompose pas, seulement sous cette influence ils blanchissent en prenant un aspect plus mat, sans doute par la perte d'une certaine quantité d'eau. Chauffés au-dessus de 100° ils se décomposent et se carbonisent en répandant des vapeurs très-irritantes : leur saveur amère, produit dans la bouche une sensation de fraîcheur. La solution d'ésérine bromée se conserve longtemps sans altération, au bout de 15 jours de préparation elle prend une teinte rosée. L'ammoniaque donne un abondant précipité blanc laiteux, qui se colore en rose par l'action de l'air. Ce précipité soluble dans l'éther donne après évaporation des cristaux incolores, semblables à ceux de l'ésérine.

C'est au point de vue de ses applications à l'oculistique que ce nouveau corps présente de l'intérêt.

Propriétés physiologiques et thérapeutiques. — L'ésérine bromée possède les propriétés de l'ésérine et de ses sels, et partage avec ces substances la propriété *antimydriatique;* mais tandis que les premiers ont toujours une réaction acide, l'ésérine bromée est parfaitement neutre aux réactifs colorés, et ne produit pas d'irritation locale.

Les solutions des sels d'ésérine sont presque toujours acides ou le deviennent avec le temps, et comme elles doivent être préparées ex-temporanément à cause de leur facile et prompte altération, la satu-ration de l'alcaloïde ne saurait être rigoureusement obtenue.

M. Duquesnel propose alors la formule suivante pour remplacer les solutions salines d'ésérine :

Ésérine bromée . . . .   0,02 centigr.
Eau distillée . . . . .   10 grammes.

Cette solution employée à la dose de 2 à 3 gouttes, produit une contraction pupillaire considérable et qui dure plus de six heures. L'ésérine bromée, outre son intérêt scientifique, présente donc pour la pratique les avantages suivants :

1° Similitude d'action avec l'ésérine et ses sels ; 2° neutralité complète ; 3° conservation plus facile.

III. — SULFOCYANURE DE POTASSIUM.

Syn. — *Prussiate de potasse sulfuré.*

On a obtenu des composés sulfurés qui correspondent aux cya-nates MO, CyO, et dans lesquels l'oxygène de la base et l'oxygène de l'acide cyanique se trouvent remplacés par des quantités équivalentes de soufre. Ces composés ont pour formule générale MS, CyS ou bien M, CyS^2. La plupart sont solubles dans l'alcool. On peut les considérer comme des combinaisons d'un sulfure de cyanogène CyS (non isolé) avec les sulfures métalliques, en leur donnant dans cette hypothèse, le nom de *sulfocyanates* de *sulfures métalliques ;* on peut aussi les regarder comme résultant de la combinaison des métaux avec un sul-fure de cyanogène CyS^2 (non isolé) se comportant comme un radical composé et auquel on a donné le nom de *sulfocyanogène* ou *shodano-gène*. Les composés M, CyS^2 seraient alors des sulfocyanures. Ce qui semble du reste confirmer cette théorie, c'est l'existence d'un acide *sulfocyanhydrique* qui a pour formule : $HCyS^2$.

Les sulfocyanures peuvent se combiner entre eux : ainsi le sulfo-cyanure de potassium dissout le sulfocyanure d'argent et forme ainsi le composé K, CyS^2, Ag, CyS^2.

Préparation. — On prépare facilement le sulfocyanure de potas-sium, en faisant fondre et en calcinant un mélange de 46 parties de cyanoferrure de potassium, de 17 parties de carbonate de potasse et 16 parties de soufre ; la masse calcinée est reprise par l'alcool bouil-lant qui abandonne, en se refroidissant, une belle cristallisation de sulfocyanure de potassium (Liebig).

Un second procédé consiste à introduire le mélange de cyanoferrure de potassium et de soufre dans un creuset de Hesse, à chauffer la matière jusqu'à l'état de fusion, puis à la remuer avec une tige de fer, et à la retirer immédiatement du feu. Quand le creuset est refroidi, la matière est reprise par l'eau et la liqueur filtrée est traitée par du carbonate de potasse afin de précipiter le fer qu'elle pourrait contenir, on décante et on neutralise la potasse par de l'acide acétique. La dissolution soumise à l'évaporation, abandonne le sulfocyanure de potassium, qu'on purifie par des cristallisations successives, l'acétate de potasse restant dans les eaux-mères. Ces dernières traitées par l'acétate de plomb, donnent du solfocyanure de plomb qui peut servir à la préparation de l'acide sulfocyanhydrique (Milliet).

Le sulfocyanure de potassium peut être obtenu par voie humide, en faisant dissoudre un équivalent de cyanure de potassium dans une petite quantité d'eau, puis on porte cette liqueur à l'ébullition en ajoutant un équivalent de soufre pulvérisé, et l'on continue la calcination jusqu'à ce que le soufre soit entièrement dissous (Wiggeri).

Le sulfocyanure de potassium se produit encore en faisant arriver du cyanogène dans une dissolution de sulfure de potassium KS^2, ou bien en calcinant ce sulfure dans une atmosphère de cyanogène (Wœhler).

PROPRIÉTÉS PHYSIQUES ET CHIMIQUES. — Le sulfocyanure de potassium cristallise en prismes très-allongés, incolores, anhydres, déliquescents et possédant une saveur fraîche, saline, analogue à celle du nitre. Il est employé comme réactif pour reconnaître les sels de fer au maximum. Une liqueur qui ne contient que des traces d'un sel de fer prend une coloration d'un rouge de sang très-intense sous l'influence de ce réactif. L'acide azotique, quand il contient des produits nitreux, produit une coloration rouge avec le sulfocyanure de potassium.

Le sulfocyanure de potassium dissous dans son poids d'eau produit un abaissement de température de 38 degrés (Marchand). Chauffé à l'abri du contact de l'air, il fond, devient translucide, et supporte la chaleur rouge sans se décomposer ; il passe à l'état cristallin et opaque en se refroidissant ; si au contraire, on le chauffe au contact de l'air, il se décompose, et lorsque le sel n'a pas été préalablement séché ou que l'atmosphère est humide, il se dégage du carbonate d'ammoniaque et il se forme du sulfure de potassium. La dissolution de sulfocyanure de potassium finit par s'altérer au contact de l'air à la température ordinaire.

Le sulfocyanure de potassium en fusion, soumis à l'action d'un courant de chlore, augmente de volume, prend une teinte jaunâtre, devient opaque et se solidifie. Du chlorure de soufre et du chlorure de cyanogène se dégagent, puis on aperçoit une vapeur rouge qui forme un sublimé renfermant 67,9 pour 100 de soufre (Liebig).

Une dissolution de sulfocyanure de potassium, dans laquelle on fait passer un courant de chlore, acquiert une réaction acide et laisse déposer un précipité de persulfocyanogène.

HISTORIQUE. — Il y a plus de cinquante ans que *Treviranus*, puis plus tard Gmelin, Tiedmann, Longet, signalèrent la présence de ce sel en très-petite quantité dans la salive. Que le sulfocyanure de potassium existe réellement dans les liquides salivaires ou que ce soit plutôt du sulfocyanure de sodium, toujours est-il que la salive évaporée s'il est besoin, se colore en rouge de sang au contact des persels de fer et que l'on peut, à l'aide d'un moyen bien simple, provoquer l'élimination d'un sulfocyanure par la salive. Ce moyen qui a été trouvé dans des recherches entreprises naguère sur les cyanates et les cyanoferrures par le docteur Massul et Rabuteau, consiste à ingérer du ferrocyanure de potassium et de sodium. La salive prend alors au contact du perchlorure de fer, une coloration rouge de sang beaucoup plus nette que d'ordinaire (Rabuteau).

PROPRIÉTÉS PHYSIOLOGIQUES. — Les effets de ce composé ont été étudiés par Cl. Bernard, puis par de Pelikan (de Saint-Pétersbourg), Ollivier et Bergeron, Legros et Dubrueil.

Appliqué sur un tissu dénudé ou injecté dans le tissu cellulaire sous-cutané, le sulfocyanure de potassium excite une douleur violente.

Cette douleur n'est pas produite exclusivement par le sulfocyanure ; elle se manifeste sous l'influence de tout autre sel de potassium, et la meilleure preuve qu'elle ne caractérise pas le genre sulfocyanure, c'est qu'elle est infiniment moindre si l'on remplace le sel précédent par le sulfocyanure de sodium. L'injection du sulfocyanure de sodium dans les veines chez les animaux ne produit pas de douleur ; il en est de même d'ailleurs des injections d'autres sels métalliques.

Une fois absorbé, le sulfocyanure de potassium, exerce une action spéciale exclusive sur le système musculaire, qu'il paralyse et rend impropre à se contracter sous l'influence soit de la volonté, soit des agents galvaniques. En sa qualité de muscle strié, le cœur est pris rapidement, et contrairement à ce qui arrive pour le curare qui tue les animaux à sang chaud par asphyxie, le sulfocyanure de potassium les tue par syncope. La sensibilité n'est pas atteinte ; en effet, on peut provoquer des mouvements dans un membre préservé du poison par une ligature des vaisseaux, en irritant une autre partie du corps paralysée par ce même poison.

Il est donc démontré que le sulfocyanure de potassium est un paralyso-moteur. Mais il est un fait qui a été signalé par de Pelikan (de Saint-Pétersbourg) et a été observé ensuite par Legros et Dubrueil, et qui paraît avoir échappé à Cl. Bernard, savoir que la paralysie musculaire est souvent précédée de convulsions qui pourraient faire croire au poison tétanique. Ces mêmes convulsions qui peuvent succéder à un état paralytique initial, mais toutefois incomplet, se manifestent rapidement lorsque le sulfocyanure de potassium est appliqué directement sur l'encéphale ; elles peuvent-être observées plus tard lorsque le sulfocyanure a été introduit à fortes doses dans les voies digestives. Elles paraissent dues dans ce cas à une action exercée par ce sel sur le système nerveux après sa pénétration dans le torrent circulatoire. Ollivier et Bergeron ont signalé également quelques convulsions, ainsi qu'une raideur mélangée à la paralysie. Mais ils se sont trompés en attribuant au sulfocyanure de potassium la propriété de faire disparaître les stries des muscles de la vie de relation, et de détruire les globules rouges. L'absence de striation et l'état granuleux qu'ils ont signalés dans les muscles étaient des altérations cadavériques qu'on n'observe jamais sur les animaux empoisonnés par le sulfocyanure de potassium, ni au moment de la mort ni quelques instants après ; de plus, ces altérations n'arrivent pas plus vite chez les animaux intoxiqués par cette substance, que chez ceux qui ont succombé à une mort violente.

Usages thérapeutiques. — Legros et Dubreuil avaient entrepris leurs recherches dans le but de trouver un agent capable de neutraliser les effets de la strychnine. Mais, dans toutes leurs expériences, la mort a eu lieu au milieu des convulsions produites soit par la strychnine seule, soit par le sulfocyanure lorsque celui-ci avait été administré à des doses trop fortes, dans le but de mieux neutraliser les effets de l'alcaloïde.

Après cet essai thérapeutique infructueux aucun autre ne paraît avoir été tenté, ce médicament est donc de nouveau à expérimenter (Rabuteau).

IV. — DÉRIVÉS ALCOOLIQUES DE DIVERS ALCALOIDES

CHLORURE D'OXY-ETHYL-STRYCHNINE.

Lorsqu'on traite les divers alcaloïdes comme : strychnine, brucine, morphine, thébaïne, nicotine, etc., par les iodures de méthyle, d'éthyle, d'amyle ou d'autres radicaux alcooliques, on obtient des composés nouveaux cristallisables, appelés iodures de méthyl-éthyl ou amylconium, strychnium, morphium, etc. Ces composés se distinguent des alcaloïdes simples par leur solubilité, qui est remarquable comparativement à celle de ces derniers. Mais, ce qui est plus remarquable encore, c'est leur mode d'action sur l'organisme.

Schroff avait signalé, dans ces dernières années, une analogie d'action entre le curare et l'azotate de méthyl-strychnium. En 1868, Crum Brown et Thomas Fraser d'Edimbourg, expérimentèrent sur les dérivés méthylés de la strychnine et des alcaloïdes déjà énumérés ; la même année Jolyet et André Cahours, sur les iodures de méthyl et d'éthyl-strychnium ; enfin, en 1869, Pelissard, sur l'éthyl et le diéthyl-conium. Or, il résulte de ces diverses recherches que toutes ces substances sont des agents paralysants comme le curare. On voit, par exemple, les dérivés métylés de la strychnine posséder une action tout à fait différente de celle de l'alcaloïde ; et même lorsque la dose est mortelle, on n'observe pas les symptômes de l'empoisonnement par la strychnine. Ils peuvent, comme le curare, être portés sans danger dans l'estomac à des doses considérables. Si l'on répète avec ces substances les expériences faites par Cl. Bernard avec le curare, on remarque une similitude complète entre les symptômes qu'elles déterminent et les effets produits par ce dernier. Ainsi, la contractilité musculaire persiste, mais les nerfs moteurs sont paralysés ; les mouvements respiratoires cessent bientôt ; enfin le cœur s'arrête le dernier. Si l'on intoxique un animal, en ayant soin de préserver du poison l'un des membres à l'aide d'une ligature des vaisseaux qui l'irriguent, et si l'on pince ensuite cet animal en un point quelconque du corps, on voit que la sensibilité n'est pas abolie, mais qu'elle se manifeste par des mouvements dans le membre préservé. Ainsi, les *dérivés alcooliques des alcaloïdes sont des agents analogues au curare ; ils abolissent les mouvements en paralysant les extrémités des nerfs moteurs ; ils respectent la sensibilité et l'irritabilité musculaires.*

Néanmoins, ces mêmes composés retiennent parfois quelques-unes des propriétés de l'alcaloïde primitif. Ainsi, d'après Crum Brown et Fraser, les dérivés de la morphine possèdent des propriété hypnotiques très-manifestes.

Chlorure d'oxy-éthyl-strychnine. — Découvert en 1869, par Strecker, ce nouveau dérivé de la strychnine a été expérimenté la même année par Vaillant. Ce composé étant très-soluble, on pouvait en attendre une action énergique que l'expérience a démontrée. Une dose de 5 milligrammes est mortelle pour une grenouille, celle de 5 centigrammes suffit pour tuer un lapin.

Les effets principaux sont analogues à ceux du curare, mais certains d'entre eux présentent de la ressemblance avec ceux de la strychnine.

On constate, comme dans l'action du curare, une abolition, une paralysie des nerfs moteurs qui ne réagissent plus aux courants d'induction, tandis que l'irritabilité des muscles reste entière. En effet, si les électrodes sont appliqués sur le muscle mis à nu, à une très-petite distance l'un de l'autre, les points touchés se soulèvent au-des-

sus du niveau du muscle sous formes de petites éminences. Met-on
à l'abri du poison, suivant la méthode de Cl. Bernard, une des pattes
par la ligature de ses vaisseaux, l'excitation du nerf ischiatique de
cette patte, par le courant d'induction du nerf ischiatique de l'autre
extrémité qui n'a pas été préservée du poison, ne donne aucune contraction.

Chez les grenouilles, le cœur n'est pas influencé, lors même que
les nerfs des muscles sont totalement affectés ; mais il en est autrement des cœurs lymphatiques dont l'arrêt est complet au bout d'une
minute sous l'influence de 3 à 4 milligrammes de la substance active.

Chez les animaux à sang chaud, les mouvements respiratoires et
cardiaques sont accélérés ; ces derniers sont en même temps
irréguliers.

L'accélération des battements cardiaques telle que nous l'avons
constatée dans l'étude de l'aconitine employée à *doses toxiques*,
établit une première différence d'action entre le chlorure d'oxy-
éthyl-strychnine et le curare. Il en existe d'autres que nous avons
rencontrées également dans l'étude de la cicutine, mais qui deviennent ici beaucoup plus évidentes.

Parmi ces différences, il faut citer : 1° l'action sur la pupille ; 2° les
phénomènes convulsifs ; 3° l'action sur la sensibilité.

On a vu que, sous l'influence du curare, la pupille se dilatait d'une
manière considérable, et ne se rétrécissait légèrement que lorsque
les fibres iriennes du grand sympathique finissaient par être atteintes
à une période avancée de l'empoisonnement ; on a vu également que
la conicine produisait, au début, un rétrécissement correspondant à la
période initiale d'excitation, puis une dilatation très-marquée. Or,
dans l'intoxication par le chlorure d'oxy-éthyl-strychnine, la pupille ne
se dilate jamais ; son diamètre ne varie pas sous l'influence de faibles
doses ; mais sous l'influence de fortes doses, il se rétrécit considérablement pendant toute la durée de l'intoxication. Du côté de la motilité, on observe, en premier lieu, des frémissements, des mouvements
mal coordonnés qui témoignent d'une altération du sens musculaire.
Puis, suivant la force de la dose injectée, la motilité atteint un minimum ou disparaît complétement. Cette paralysie dure un temps variable, dépendant de la quantité du poison. Mais, ce qu'il y a de remarquable, c'est qu'on observe souvent des convulsions, une rigidité
tétanique manifestée pendant la période d'asphyxie et persistant encore
pendant la période du rétablissement, ou se produisant pendant cette
période si elle ne s'était pas produite auparavant. Or, dans l'aconitisme
et dans le conicisme, on n'observe parfois que quelques convulsions
ultimes ; dans le curarisme, la paralysie est le seul effet observé du
côté de la motilité.

L'hyperesthésie est un symptôme constant. Cette augmentation de la sensibilité se manifeste par des tremblements et des mouvements brusques au plus léger contact. Avec des doses dépassant 1 milligramme, on obtient, chez la grenouille, rien qu'en touchant la peau de l'animal des convulsions tétaniques qui se manifestent constamment, mais qui sont de courte durée. Cette hyperesthésie, phénomène initial observé également dans le conicisme, mais qui s'évanouit pour ne reparaître qu'à la période de retour, ne cesse jamais dans l'empoisonnement par le chlorure d'oxy-éthyl-strychnine ; il accompagne les autres symptômes toxiques, et s'exagère à la période de retour, lorsque la dose ne doit pas être mortelle ; à ce moment, si l'on excite légèrement la grenouille épuisée et immobile, elle s'agite en poussant des cris.

Tels sont les effets du chlorure d'oxy-éthyl-strychnine. On voit qu'ils rappellent à la fois ceux du curare et ceux de la strychnine. Mais ce qui frappe, au milieu de ce cortége de symptômes, c'est la paralysie de la motilité devant laquelle l'attention de l'observateur est tentée de négliger les autres phénomènes toxiques. Aussi ai-je crû devoir placer parmi les curariques ce nouveau principe, au lieu de le ranger parmi les strychniques. D'ailleurs on voit que du curare à l'aconitine, puis de celle-ci à la conicine, on arrive graduellement, en passant par les dérivés alcooliques de ces substances, au chlorure d'oxy-éthyl-strychnine qui produit, d'une manière complète les symptômes essentiels du curarisme, et, d'une manière incomplète, les symptômes essentiels du strychnisme. Ce nouveau principe sert donc d'intermédiaire entre les curariques dont il se rapproche par son action fondamentale, et les strychniques dont il se rapproche par des actions secondaires.

Le chlorure d'oxy-éthyl-strychnine paraît devoir être appelé à remplacer la strychnine dans certains cas, par exemple lorsqu'il s'agit de réveiller la sensibilité, puisque cet agent détermine l'hyperesthésie d'une manière constante (Rabuteau).

V. — NARCÉINE.

Parmi les nombreux alcaloïdes végétaux tirés de l'opium, la *narcéine* se fait remarquer par des propriétés si accentuées, qu'elle se range à côté de la morphine et de la codéine dont elle peut égaler la valeur comme agent thérapeutique.

Cet alcaloïde, découvert en 1832, par Pelletier, cristallise en aiguilles soyeuses et allongées. Il est inodore d'une saveur amère et styptique, peu soluble dans l'eau froide, plus soluble dans l'eau bouillante, très-soluble dans l'alcool et insoluble dans l'éther. Les dissolutions de narcéine dévient à gauche le plan de polarisation des rayons lumineux.

A 145°, la narcéine entre en fusion et s'épaissit légèrement ; par le refroidissement, le liquide se concentre ; à une température plus élevée, elle émet des vapeurs alcalines à odeur de saumure et prend une couleur brune. Elle cède alors à l'eau un peu d'une substance qui lui communique une couleur bleue assez durable et que l'éther ne peut pas dissoudre.

Soluble dans l'eau bouillante, dans l'alcool et dans l'acide acétique faible mais chaud, la narcéine exige à 13° C. 1.285 parties d'eau pour se dissoudre, 945 parties d'alcool à 80° C. et 800 d'acide acétique étendu. Chauffée avec de l'acide sulfurique concentré, elle devient noire et pas verte comme on l'a affirmé.

A l'ébullition, la narcéine se dissout aisément dans l'acide sulfurique étendu et cristallise ensuite à l'état de sulfate. Ce sont des prismes qui s'altèrent peu à peu en présence de l'eau froide en abandonnant de l'acide sulfurique. Cette altération est instantanée quand on fait intervenir la chaleur.

Le tannate constitue des flocons gris, médiocrement solubles dans l'eau. Le chlorhydrate de narcéine donne des précipités caractéristiques avec le bichlorure de mercure et le bichlorure de platine.

On sait que l'iode colore en bleu la narcéine solide. Cette réaction, comparable à celle de l'empois d'amidon, a été observée depuis longtemps par Pelletier et par Winckler ; toutefois ce dernier a remarqué qu'elle ne se produit pas dans tous les cas. Si l'on ajoute trop d'iode, la narcéine se colore en brun, et la nuance bleue n'apparaît que si l'on sature par de l'ammoniaque l'iode en excès. Mais l'ammoniaque elle-même, employée en très-grande quantité, fait disparaître toute coloration, elle agit en dissolvant la narcéine. Tous les dissolvants de la narcéine agissent ainsi.

M. Dragendorf a annoncé que les solutions de narcéine donnent, avec l'*iodure double de zinc et de potassium*, un précipité cristallin. Il propose de faire usage simultanément de cette réaction et de celle de l'iode pour caractériser la narcéine dans ses solutions.

Il suffit d'ajouter à celle-ci de l'iodure de zinc et de potassium et une petite quantité d'eau iodée, puis de les agiter avec de l'éther pour enlever l'iode en excès. Ainsi traitée, une liqueur renfermant de faibles quantités de narcéine se colore nettement en bleu. Les autres alcaloïdes de l'opium ne possèdent pas cette propriété.

Les résultats analytiques obtenus récemment par M. Hesse, confirment la formule $C^{46}H^{29}AzO^{18}$ précédemment trouvée par Anderson.

PRÉPARATION. — L'extrait aqueux d'opium duquel la morphine a été retirée par le procédé Robertson, peut être employé dans la préparation de la narcéine. On mélange cet extrait avec de l'ammoniaque; la narcotine, la thébaïne et une substance résineuse se déposent. On filtre la liqueur et après y avoir ajouté de l'acétate de plomb, on sépare le précipité que ce sel a produit. L'excès du plomb est enlevé au moyen de l'acide sulfurique.

La dissolution, neutralisée par l'ammoniaque et évaporée jusqu'à ce qu'elle se recouvre d'une pellicule, abandonne en se refroidissant une masse cristalline dont la quantité augmente encore par le repos. On jette cette masse sur un filtre de toile, on la lave avec de l'eau froide, et on la reprend par l'eau bouillante, qui, à mesure qu'elle se refroidit, laisse cristalliser la narcéine.

La narcéine ainsi obtenue contient parfois du sulfate de chaux, dont on la débarrasse en la faisant dissoudre dans l'alcool; on la décolore ensuite à l'aide du noir animal, et on la fait cristalliser dans l'eau. Sa formule est $C^{23}H^{29}AzO^9$.

Effets physiologiques. — D'après Cl. Bernard, la narcéine est la plus soporifique des bases de l'opium; elle est moins toxique que la thébaïne, la codéine et la papavérine. Le sommeil produit chez les animaux, par exemple, chez un jeune chien qui a reçu 7 à 8 centigrammes de chlorhydrate de narcéine sous la peau, est profond et très-convenable pour les opérations physiologiques douloureuses. Les chiens affaissés dans un sommeil de plusieurs heures ne font aucune résistance.

Après les publications de Cl. Bernard, divers médecins, parmi lesquels il convient de citer Béhier, Debout, Laborde, Liné, essayèrent la narcéine sur l'homme, et constatèrent, à des degrés divers, les propriétés annoncées. M. Schroff, de Vienne, ayant fait quelques expériences sur l'homme sain ou malade, ne put se convaincre des propriétés hypnotiques de cette base.

La vérité se trouve entre ces extrêmes. S'il est démontré, comme on peut s'en assurer facilement en répétant certaines expériences de Cl. Bernard, que la narcéine est plus soporifique chez les chiens que la morphine, il est certain qu'elle l'est beaucoup moins chez l'homme, et que la morphine l'emporte sur elle sous ce rapport. Prise aux doses de 10 à 20 centigrammes par l'homme à l'état de veille, elle ne détermine guère le besoin de dormir; mais chez les malades qui sont dans le décubitus dorsal, on voit survenir un sommeil prolongé. La narcéine remplace alors avantageusement la morphine ou l'extrait gommeux d'opium; elle produit un sommeil calme et réparateur, suivi d'un réveil éminemment physiologique après lequel on n'éprouve aucun de ces troubles que détermine la morphine, tels que lassitude, perte d'appétit. Des femmes souffrantes et atteintes d'insomnie se trouvaient si bien du médicament, qu'elles employaient les expressions les plus imagées pour témoigner leur satisfaction (Rabuteau).

D'après Rabuteau, Brown-Séquard a observé un grand nombre de
fois, en Amérique, les effets hypnotiques de la narcéine, qu'il a administrée jusqu'à la dose de 25 centigrammes par jour. Il a constamment
remarqué ce sommeil calme et réparateur déjà indiqué, mais moins
profond que celui de la morphine donnée à des doses vingt fois moin-
dres. La narcéine est donc soporifique chez l'homme, mais beaucoup
moins que chez les animaux.

Non-seulement la narcéine est hypnotique, mais elle est analgésique
et anexosmotique.

Rabuteau rapporte que chez une femme de vingt-six ans, atteinte
d'un épithélioma du col de l'utérus, et souffrant de douleurs atroces
qui la privaient de tout sommeil, on badigeonnait avec du laudanum
l'hypogastre, les cuisses qui en étaient toutes jaunes, on injectait même
dans le rectum une petite quantité de ce même liquide, et que ces
moyens demeuraient infructueux. On fit alors, dans le vagin, une
injection de 50 centimètres cubes d'une solution de chlorhydrate de
narcéine au cinq-centième. Une heure après, la douleur avait disparu,
la malade passa la nuit dans un sommeil complet. Les douleurs revin-
rent malheureusement au bout de trente-six heures ; il fallait d'ailleurs s'attendre à leur retour ; mais la narcéine les fit disparaître de
nouveau.

Les propriétés analgésiques de la narcéine avaient déjà été reconnues par Béhier, qui avait employé le chlorhydrate de cette base en
injections sous-cutanées, et elles ont reçu naguère une sanction nouvelle dans des expériences faites par Petrini : des sciatiques, des douleurs névralgiques de diverses natures ont été soulagées et parfois
guéries par la narcéine qui, s'est montrée parfois supérieure à la morphine. Le même auteur assigne encore à la narcéine des propriétés
antiémétiques supérieures à celles du chlorhydrate de morphine.

Cette précieuse substance arrête également la diarrhée. Non-seulement la muqueuse intestinale secrète moins sous l'influence de la narcéine, mais les muqueuses buccale, pituitaire, et la conjonctive même,
subissent une sorte de dessication ; la soif augmente comme sous l'influence de la morphine. Alors il faut des doses assez fortes (celle de
10 à 20 centigrammes), et encore la diarrhée n'est pas aussi bien ar-
rêtée que par la morphine ou par l'opium. Toutefois, la narcéine doit
être préférée à ces dernières substances chez ceux dont l'appétit est
troublé ou qui ont des vomissements, comme chez les phthisiques que
Rabuteau a pu soulager ainsi d'une manière évidente. La narcéine est
un diminutif de la morphine, mais elle n'en présente pas les inconvénients. En effet, elle ne détermine ni nausées ni vomissements ; elle
fait même disparaître ces accidents.

D'après Petrini, même à dose minime (5 milligrammes) le chlorhydrate de narcéine, injecté sous la peau, produit une élévation de la température, augmente la fréquence du pouls et détermine un abaissement de la tension artérielle. Mais ces effets ne sont que passagers; ils n'existent plus une heure après l'injection à la dose indiquée; de plus, on ne les observe pas après l'absorption de cette substance par la voie gastro-intestinale. Cette différence d'action se conçoit d'ailleurs. En effet, lorsqu'elle a été injectée dans le tissu cellulaire sous-cutané, elle passe rapidement dans le torrent circulatoire et produit, par sa présence subite, une sorte de révolte de l'organisme, une surexcitation que l'on a déjà eu l'occasion de signaler après l'ingestion de l'alcool et que l'on rappellerait dans l'étude de divers médicaments et poisons, sans qu'elle puisse caractériser ces derniers en aucune manière. Puis, à cette première action succède celle qui résulte des propriétés réellement physiologiques de la narcéine, telle qu'on l'observe après l'ingestion de cette substance dans le tube digestif.

La narcéine ne contracte pas ou ne contracte que très-peu la pupille. Leconte a publié, en 1852, que la narcéine diminuait notablement l'excrétion urinaire. Le fait a été confirmé par le docteur Liné et par J. Harley qui a vu en outre les *tubuli* des reins engorgés de cristaux de *narcéine*, ce qui permet d'attribuer à cette circonstance la diminution de la diurèse aqueuse et de prévoir la possibilité d'une irritation des glandes uropoïetiques, autrement dit, d'une néphrite catarrhale, consécutivement à l'administration de doses excessives de narcéine. Rabuteau nie le fait en affirmant que prise aux doses de 5 à 20 centigrammes, elle n'a jamais produit l'effet qu'on lui attribue.

En résumé: la narcéine, la plus somnifère des bases de l'opium, chez le chien, est beaucoup moins soporifique que la morphine chez l'homme. Elle augmente l'action du chloroforme. Elle est analgésique et anexosmotique. Son emploi ne s'est pas généralisé à cause de son prix élevé qui est la conséquence du peu d'abondance de la substance dans l'opium.

VI. — CRYPTOPINE.

Parmi les alcaloïdes nouvellement découverts dans l'opium, la *cryptopine* se fait remarquer par des propriétés qui s'imposent à l'étude en la montrant supérieure à la morphine et à la narcéine comme agent hypnotique.

Cette substance a été découverte en Angleterre, dans le laboratoire des frères Smith, par J. Smiles, qui en lui imposant le nom de *cryptopia* a eu sans doute l'intention de rappeler qu'elle s'est longtemps dérobée aux recherches des investigateurs. Elle paraît du reste être le moins abondant de tous les alcaloïdes connus de l'opium et ne joue, par conséquent, malgré sa puissance supérieure à celle de la morphine, qu'un rôle très-effacé au milieu de tous les autres.

La cryptopine pure est incolore, cristallisée en prismes à six pans, très-soluble dans le chloroforme et l'alcool, beaucoup moins dans l'éther et dans l'eau. Elle se combine avec les acides chlorhydrique et acétique pour former des sels bien définis, se dissout dans les acides sulfurique et nitrique en donnant une couleur pourpre splendide avec le premier et orangée avec le second : c'est un alcali très-énergique. Elle a pour formule, d'après M. Cook, $C^{46}H^{25}Az^{10}O^{10}$. D'après M. Hesse on l'obtient pure en profitant de ce fait que la thébaïne à laquelle elle se trouve mélangée se transforme, lorsqu'on chauffe sa solution chlorhydrique ou sulfurique d'abord en *thébenine* puis en *thébaïcine*, tandis que la cryptopine reste inaltérée : l'addition d'un excès d'acide chlorhydrique concentré à la liqueur précipite le chlorhydrate de cryptopine. L'insolubilité du tartrate de thébaïne permet encore d'atteindre le même résultat par une autre voie. Il ne reste plus qu'à transformer la cryptopine en oxalate qu'on fait cristalliser. M. Hesse a repris l'analyse de cet alcaloïde et lui donne pour formule $C^{42}H^{23}Az$ O^{10} : il est fusible à 217°. — M. Hesse a séparé de la cryptopine un nouvel alcaloïde qu'il a nommé *Protopine* : pour l'obtenir, on traite les deux bases réunies, par l'acide chlorhydrique en excès qui les précipite toutes deux : si on dissout le précipité dans l'acide oxalique en excès, le bioxalate de cryptopine cristallise et la protopine reste dans les eaux-mères. On sépare alors la liqueur, on la précipite par l'ammoniaque et on agite avec de l'éther : on reprend enfin la solution par l'acide chlorhydrique. Le chlorhydrate de protopine est dense et grenu, ce qui le distingue de celui de cryptopine qui est très-léger : on achève la séparation par lévigation. 80 grammes de cryptopine en donnent 15 gr. de protopine. — Séparée par l'ammoniaque de son chlorhydrate, la protopine constitue une poussière cristalline insoluble dans l'eau, soluble dans l'alcool, la benzine et l'acétone chauds, plus soluble dans le chloroforme, insoluble dans les alcalis, un peu soluble dans l'ammoniaque. Elle fond à 20°,2 en se décomposant et elle cristallise anhydre. La composition correspond à la formule $C^{40}H^{19}$ AzO^{10}.

Ce nouvel alcaloïde (cryptopine) a été soumis à une expérimentation régulière par l'auteur du remarquable traité publié en 1869, à Londres, sous le titre de : *The old vegetable neurotics* (Les anciens végétaux stupéfiants). De ses expériences sur les chiens et sur quelques autres espèces animales, John Harley tire les conclusions suivantes :

1° La crytopine possède comme la morphine deux actions distinctes, l'une hypnotique, l'autre excitante. Cette dernière produit d'une part des illusions visuelles, de l'autre des phénomènes convulsifs. Certains sujets ne ressentent que de l'excitation, tandis que d'autres sont uniquement hypnotisés;

2° Les effets somnifères de la cryptopine sont plus intenses et plus prolongés que ceux du principal alcaloïde de l'opium. D'un quart plus puissante que la morphine, la cryptopine est deux fois plus forte que la méconine et la narcéine;

3° Des expériences ultérieures sont nécessaires pour nous apprendre si elle présente des avantages sur la morphine;

4° L'action sur l'appareil respiratoire, d'abord stimulante, devient dépressive avec les doses fortes, au point de pouvoir causer directement la mort;

5° Les troubles cardiaques sont subordonnés aux désordres respiratoires;

6° A doses élevées, la cryptopine amène la dilatation pupillaire.

En définitive, le nouvel alcaloïde se range dans le groupe des alcaloïdes de l'opium où prédomine le pouvoir hypnotique, un peu au-dessus de l'opium auquel il paraît d'ailleurs ressembler beaucoup. Il faudrait cependant se garder de transporter dans la physiologie humaine les résultats acquis chez les animaux et il se pourrait que chez l'homme la cryptopine se montrât inférieure à la morphine, comme nous l'avons vu pour la narcéine elle-même, reconnue supérieure à la morphine avec les belles expériences de M. Cl. Bernard et que la clinique trouve 4 ou 5 fois moins puissante que le vieil alcaloïde de l'opium (Gubler).

VII. — PAPAVÉRINE.

La papavérine a été retirée par Merck de l'opium où elle se trouve en assez faible quantité. Elle cristallise en prismes complétement insolubles dans l'eau, peu solubles à froid dans l'alcool et l'éther assez solubles dans l'alcool bouillant. Elle possède une réaction alcaline et bleuit au contact de l'acide sulfurique. La papavérine se dissout sans décomposition dans l'acide azotique étendu; mais l'acide azotique concentré agit plus fortement et la transforme en azotate d'une base nouvelle, la nitropapavérine $C^{40}H^{20}(AzO^4)O^8HO$; la papavérine répond à la formule $C^{40}H^{21}AzO^8$.

Pour obtenir la papavérine, on verse de la soude pure dans une dissolution d'extrait aqueux d'opium. Le dépôt qui se forme est épuisé par l'alcool, on évapore à sec la dissolution alcoolique et l'on reprend par un acide affaibli. La liqueur saturée par l'ammoniaque abandonne un mélange de papavérine et de substances résineuses brunes. Ce mélange est dissous dans l'acide chlorhydrique étendu; on ajoute de l'acétate de potasse dans la dissolution acide, on lave le précipité qui se produit, et on l'épuise par l'éther bouillant qui s'empare de la papavérine et la laisse cristalliser par le refroidissement.

Effets physiologiques. — La papavérine, comme beaucoup d'autres alcaloïdes de l'opium, a montré des propriétés bien différentes selon qu'on l'appliquait à l'homme ou aux animaux. Nous avons déjà mis la même divergence d'action en lumière quand il s'est agi de la narcéine, et les faits connus aujourd'hui d'innocuité de certaines substances ou d'activité exagérée, suivant les organismes mis en expérience, sont trop nombreux pour qu'on ne doive pas se tenir en garde contre les dangers d'une généralisation trop hâtive. Cette faute se commet chaque jour cependant dans l'étude physiologique des médicaments. Quand on n'a agi que sur des animaux alors même qu'ils sont très-rapprochés de l'homme, il est prudent de se garder de toute conclusion. L'expérimentation clinique doit toujours en dernier ressort, quand il s'agit d'un agent nouveau, décider de sa valeur thérapeutique ; car il faut bien le reconnaître, *la nature n'est pas* une *dans ses actes*. Soutenir une pareille thèse, c'est méconnaître les résultats contradictoires qui vont chaque jour s'insurgeant contre une semblable interprétation des faits. Pendant longtemps les livres classiques ont affirmé l'inactivité de la papavérine sur l'organisme ; il fallut les recherches de Cl. Bernard pour renverser cette erreur, et l'illustre physiologiste se basant sur l'expérimentation animale avait classé cet alcaloïde au second rang dans l'ordre convulsivant et au troisième rang au point de vue toxique parmi les bases organiques extraites de l'opium. Rabuteau reprit ces expériences et arriva aux conclusions suivantes : *la papavérine est peu active chez l'homme à des doses relativement élevées* (20 *centigrammes et même plus*), *mais elle est convulsivante et toxique à haute dose ; elle n'empêche pas les courants exosmotiques dans l'intestin ; elle n'est pas soporifique*, mais elle favorise l'action anesthésique du chloroforme. Comme on le voit, Cl. Bernard avait surtout étudié cette substance (comme tous les autres alcaloïdes de l'opium) au point de vue de ses vertus soporifiques (il les avait trouvées nulles) comme au point de vue de ses propriétés convulsivantes et toxiques : Rabuteau avait étudié également ses effets analgésiques et anexosmotiques.

La papavérine était donc bien connue quand dans ces derniers temps des observateurs allemands, Leidersdorf et Breslauer, soutenus par Baxt et Starck ont remis cette substance en cause en s'inscrivant en faux contre les propositions du grand physiologiste français et prétendant que la papavérine dénuée de tout pouvoir excitant, était purement sédative et procurait le sommeil en même temps que le rétrécissement pupillaire, le ralentissement du pouls et la dépression des forces. Ils signalèrent dans l'action de la papavérine une lenteur d'apparition (au bout de 4 à 7 heures seulement) et une prolongation de durée (allant jusqu'à 24 et 48 heures) qui en ferait un agent préférable à l'opium en nature et à la morphine dans un grand nombre de circonstances. Ces expérimentateurs employèrent en conséquence et recommandèrent expressément cet alcaloïde comme palliatif de l'insomnie et de la surexcitation mentale et les autres formes de l'aliénation. Un de leurs compatriotes M. Hoffmann, en expérimentant sur lui-même est venu détruire les illusions que ces résultats avaient fait naître. Il a pris, en effet, pendant trois jours consécutifs, successivement 12, 24 et 36 centigrammes de chlorhydrate de papavérine sans parvenir à se procurer ni résolution musculaire, ni hypnotisme, ni aucun effet quelconque sur la respiration, le pouls, la température et l'excrétion urinaire. Ces résultats sont d'ailleurs conformes, au moins pour la partie négative comme le fait remarquer M. Gubler avec ceux de M. Bouchut qui a pu administrer à un enfant de 14 ans, 1 gramme de papavérine sans remarquer aucune modification fonctionnelle, aucun phénomène imputable à cet alcaloïde. A la vérité, Rabuteau affirme dans ses conclusions, comme nous l'avons indiqué, la constatation d'un certain degré d'action stupéfiante, par ce fait que, pour lui, la papavérine prolonge l'action anesthésique du chloroforme ; mais il faut remarquer que cette opinion résulte d'une seule observation faite sur un chien et dès lors on peut croire qu'elle n'apporte pas un appui bien solide à la manière de voir exprimée par Leidersdorff et les partisans de la papavérine. En dernière analyse, nous nous en référerons donc aux conclusions fournies par Rabuteau sauf en ce qui concerne la propriété que nous venons de mettre en doute.

VIII. — THÉBAÏNE.

PROPRIÉTÉS PHYSIQUES ET CHIMIQUES ; PRÉPARATION. — La thébaïne désignée aussi sous le nom de *paramorphine* a été découverte par Thiboumery et examinée par Pelletier et Couerbe.

Cette base cristallise en paillettes brillantes, d'une saveur styptique, fusibles à 125°, insolubles dans l'eau, très-solubles dans l'alcool et l'éther. L'acide sulfurique dissout la thébaïne en prenant une teinte d'un rouge foncé : l'acide chlorhydrique la convertit en une substance résineuse peu connue.

Pour obtenir la thébaïne, on traite l'extrait aqueux d'opium par un lait de chaux. Le précipité qui se forme est lavé avec de l'eau bouillante, on le reprend ensuite par l'alcool et l'on évapore la dissolution alcoolique jusqu'à siccité : le résidu épuisé par l'éther, cède la thébaïne à ce dissolvant.

La thébaïne peut également se retirer des eaux-mères qui ont servi à la préparation de la narcotine. Le magma résineux, qui se dépose

dans l'alcool ou a cristallisé la narcotine est composé d'un peu de narcotine et de toute la thébaïne contenue dans l'opium. Ce résidu est
traité par l'acide acétique bouillant qui dissout les alcalis ; on ajoute
à la liqueur du sous-acétate de plomb, la narcotine se précipite, tandis que la thébaïne reste en dissolution. Le plomb est précipité à l'état
de sulfate, et séparé par filtration de la dissolution de thébaïne, qui,
à son tour, est précipitée par l'ammoniaque ; elle est ensuite purifiée
par des cristallisations successives.

La thébaïne a pour formule $C^{19}H^{21}AzO^5$. Le chlorhydrate de thébaïne $C^{19}H^{21}AzO^5$, HCl, 2HO, s'obtient en mélangeant la thébaïne à de
l'alcool concentré et ajoutant au mélange de l'acide chlorhydrique
jusqu'à ce que la thébaïne soit dissoute. Si l'on a eu soin d'éviter un
excès d'acide, le sel se dépose en prismes rhomboïdaux très-solubles
dans l'eau.

PROPRIÉTÉS PHYSIOLOGIQUES. — Cette substance a été étudiée assez
récemment dans deux thèses, l'une soutenue en 1868 (26 août)
devant l'École supérieure de pharmacie de Montpellier par M. Cou-
louma, pharmacien de 1ʳᵉ classe, et l'autre à Paris par M. le docteur
Mihrau Arzenoury. Le premier n'a rien ajouté sur ce point qui
ne fut connu avant lui et quant au second, ses résultats (il affirme
le pouvoir anesthésique de la thébaïne) sont si bien critiqués par
M. Gubler qu'on peut affirmer que les faits invoqués par le médecin arménien n'ont pas la valeur probatoire dont il les croit dignes.
Antérieurement à ces travaux qui n'auraient rien perdu à ne pas être
cités, plusieurs physiologistes (John Harley, Vulpian, Muller,
Falck, etc.) avaient fait sur ce produit des recherches qui en somme
étaient demeurées confirmatives de celles de Magendie et de Cl. Bernard. Ces illustres observateurs avaient placé la thébaïne au premier
rang des alcaloïdes de l'opium doués de propriétés convulsivantes, et
Falck de son côté n'hésite pas à la placer auprès de la brucine à cause
de ses propriétés tétanisantes. Rabuteau a repris ces expériences et en
a conclu que cet alcaloïde n'exerce pas chez l'homme les mêmes actions
toxiques et convulsivantes qui avaient frappé Magendie ; l'expérimentateur a agi sur lui-même et a pu prendre impunément une fois 5 et
l'autre fois 10 centigrammes de cet opiacé sans rencontrer d'autre
effet sensible que l'augmentation de l'appétit et une certaine ébriété
sans céphalalgie. Rabuteau s'est aussi assuré que la thébaïne n'empêche pas les courants exosmotiques de l'intestin, *qu'elle n'est pas
soporifique mais qu'elle accroît l'action du chloroforme* (ce qui est
assurément contradictoire) ; enfin qu'elle est analgésique.

En somme, au milieu de ces divergences d'opinions on peut trouver
un fait bien reconnu, c'est que chez les animaux, à faible dose, et chez
l'homme, à dose plus forte, la thébaïne est un agent convulsivant et

rien de plus. Comme les alcaloïdes des strychnos, la thébaïne paraît exciter le centre médullaire et quand elle arrive à déterminer des convulsions tétaniformes, elle semble donner lieu du même coup à tout l'ensemble des symptômes qui caractérisent les accès convulsifs du tétanos pathologique ou artificiel.

MÉDICAMENTS ASTRINGENTS.

SERICOGRAPHIS MOHITLI (Nees d'Esenbeck).

Syn. : *Justicia tinctoria* (Allaman) *J. Atramentaria* (Benth)
J. Spicigera (Schlecht)

Origine. — Historique. — Dans la vallée d'*Orizaba* (Mexique), les
Métis et les Indiens, atteints des premiers symptômes de la dyssenterie, ont recours pour combattre cette maladie, aux feuilles d'une plante
appelée *Mohitli*. Ils font macérer dans l'eau ordinaire les feuilles
fraîches de cette plante, et ils obtiennent, quelques heures après, un
liquide d'un beau bleu violet, et le lendemain ils prennent ce liquide à
jeun. Cette matière colorante a attiré l'attention de M. Thomas, d'autant plus que personne n'avait étudié sa préparation et ses propriétés
chimiques. La plante qui fournit cette matière colorante appartient à
la famille des Acanthacées, et a été désignée par Nees d'Esembeck sous
le nom de *Sericographis Mohitli*. Les Mexicains l'appellent généralement *Jerba agul* (herbe bleue), et les Indiens lui donnent le nom de
Mohitli. Voici la description qu'en donne M. Thomas dans son mémoire :

C'est un arbrisseau très-rameux, de deux mètres de hauteur, quelquefois même les rameaux s'allongent et grimpent sous forme de
liane, sur les arbres voisins. Les tiges sont grêles, noueuses, d'un
demi-centimètre à un centimètre d'épaisseur. Les feuilles sont opposées, alternant par paires, pétiolées, à limbe décurrant sur le pétiole,
dépourvues de stipules, entières, ovales, d'un vert mat plus foncé en
dessous qu'au dessus.

Les rameaux, ainsi que les nervures des feuilles, sont couverts d'un
duvet peu apparent à l'œil nu, mais très-distinct à la loupe. Les feuilles
ont cinq à sept centimètres de longueur et trois centimètres de largeur. Les fleurs sont disposées en épis composés, trifides, irréguliers
par avortement, axillaires et opposés comme les feuilles à l'aisselle desquelles ils sont placés et qu'ils égalent à peu près en longueur. Cette
inflorescence présente une irrégularité constante et caractéristique,
que M. Thomas a étudiée avec soin.

Chaque fleur, outre la bractée à l'aisselle de laquelle elle naît, présente deux bractées latérales qui embrassent la base du calice. La
bractée et les bractéoles sont vertes, très-petites, ayant à peine un mil-

limètre de longueur. Le calice est gamosépale, régulier, persistant, vert, très-petit, long de deux millimètres, composé de cinq sépales accuminés et soudés dans leur moitié inférieure. La corolle est gamopétale, bilabiée, d'un rouge orange très-vif, tubuleuse dans ses deux-tiers inférieurs, puis se dessinant en deux lèvres, dont la supérieure est entière et droite, tandis que la lèvre inférieure est trifide à son extrémité et complètement enroulée sur elle-même en forme de spirale. La corolle a environ trois centimètres de longueur ; le tube est retréci et ne dépasse guère trois millimètres de diamètre. Les étamines sont au nombre de deux, insérées sur la gorge et appliquées contre la lèvre supérieure de la corolle qui les dépasse un peu en longueur. Les filets sont rouges, les anthères jaunes et biloculaires, l'ovaire est supère, biloculaire ; le style est unique, blanc, placé entre les deux étamines, un peu plus long que la lèvre supérieure de la corolle contre laquelle il est appliqué. Le stigmate est verdâtre, à peine renflé. Cette plante croît dans l'Amérique tropicale, et plus particulièrement au Mexique, elle ne paraît fructifier que très-rarement ; du moins M. Thomas ne l'a jamais vue avec des fruits à *Orizaba*, mais il l'a rencontrée à *Cordova*, au *Potrero* et du côté des terres chaudes, quelquefois avec des fruits qui sont des capsules longues d'environ deux centimètres, comprimées et contenant quatre grains. Schlechtendal dit dans sa description de cette plante, que sa capsule a six ou huit pouces de longueur, mais c'est une erreur. Cette plante fleurit depuis le mois de janvier jusqu'au mois de mai. Elle est assez commune dans la vallée d'*Orizaba* et se rencontre dans beaucoup d'autres localités du Mexique. Sa culture et sa propagation par boutures sont faciles.

Lorsqu'on met quelques feuilles fraîches de *Mohitli* dans de l'eau, celle-ci prend, au bout de quelques minutes, une teinte légèrement rosée virant au bleu. La coloration va en augmentant et devient, dans l'espace de quelques heures, d'une intensité remarquable. Si après avoir filtré la liqueur colorée, on l'examine à la lumière, on la voit d'un bleu violet par transparence et d'un rouge carmin par réflexion. Si les feuilles sont préalablement broyées, la coloration se manifeste plus promptement. La liqueur colorée obtenue ainsi, ou bien encore par infusion ou par décoction, donne par évaporation au bain marie, un extrait d'un bleu très-foncé qui est loin d'être pur.

M. Thomas propose d'employer le procédé suivant pour l'extraction de la matière colorante. On fait macérer dans l'eau pendant vint-quatre heures, une certaine quantité de feuilles fraîches, on passe à travers une toile, on chauffe la liqueur jusqu'à ébullition, on la laisse refroidir et on la filtre au papier. On l'évapore ensuite jusqu'à siccité, et l'on réduit en poudre la matière sèche. Trois macérations sont nécessaires pour enlever toute la matière colorante. La matière colorante ainsi obtenue est d'un bleu foncé, très-hygrométrique, en grande partie soluble dans l'eau distillée. Pour l'obtenir à peu près pure, on filtre la solution afin de séparer le dépôt insoluble et l'on évapore de nouveau jusqu'à siccité. La matière colorante purifiée est amorphe, inodore, presque sans saveur, d'un bleu très-foncé et très-soluble dans l'eau ; elle n'est pas hygrométrique. La solution dans l'eau se comporte comme la teinture de tournesol en présence des acides, des bases et des sels.

Il semble résulter de quelques expériences de l'auteur, que cette matière colorante dérive d'un principe incolore, solide, amorphe, soluble dans l'eau, qui se colore au contact de l'air, même en présence de l'acide sulfhydrique. Lorsque la macération se fait à l'abri de l'air, la coloration bleue violette n'a pas lieu. Si l'on introduit des feuilles fraîches de *Mohitli* dans un flacon qu'on remplit complètement avec de l'eau distillée bouillie, et si on le bouche hérmétiquement, le liquide devient louche au bout d'un certain temps et prend une teinte verdâtre. On voit même nager au sein du liquide, après quelques minutes de contact, des flocons colorés en vert. Si à ce moment on décante la liqueur et qu'on l'agite au contact de l'air, elle prend une belle teinte bleue violette et devient limpide. Si l'on verse goutte à goutte de la teinture de cette matière colorante dans une solution concentrée de protochlorure d'étain, on remarque d'abord une décoloration complète, et si l'on continue à ajouter de la teinture, il se produit une coloration verdâtre et il se forme un précipité abondant floconneux, coloré en vert foncé. On sait que le protochlorure d'étain est un désoxydant énergique. Suivant M. Thomas, lorsqu'on fait agir l'air et l'eau sur les feuilles de *Mohitli*, le principe incolore qu'il nomme *Mohitline* se dissout, absorbe de l'oxygène et se transforme en une matière verte à laquelle il a donné le nom de *Mohitléine*. Celle-ci s'oxyde à son tour et produit l'acide mohitlique qui, en se combinant avec les bases des sels alcalins contenus dans l'eau ou dans la plante elle-même, donne naissance à la matière colorante bleue.

Le principe actif de cette matière est répandu dans toutes les parties de la plante, excepté les fleurs. Les feuilles en renferment une proportion considérable. Au point de vue de la teinture, cette matière colorante peut être comparée, pour quelques-unes de ses propriétés, aux différents bois de teinture ou à l'orseille. Elle peut remplacer le tournesol avec avantage. Les Mexicains et les Indiens considèrent le *Mohitli* comme un spécifique contre la dyssenterie. Ils ont soin d'avoir ce remède sous la main ; aussi on rencontre cette plante à *Orizaba* et à *Cordova*, dans les jardins qui entourent les maisons et dans les villages indiens près des cases.

MÉDICAMENTS ANTHELMINTIQUES.

SANTONATE DE SOUDE.

L'acide santonique ($C^{30}H^{18}O^6$) qui se présente sous la forme de cristaux incolores, inodores, fusibles et volatils, jaunissant sous l'influence de la lumière et qui est connu sous le nom de santonine paraît appartenir à la classe des Glucosides. — Des expériences récentes tendent, en effet, à faire admettre qu'elle se dédouble sous l'influence des acides étendus en glucose et santoniretine.

Cette substance, employée avec beaucoup de succès comme anthelmintique le plus vulgairement répandu, présente l'inconvénient d'avoir un faible degré de solubilité dans l'eau qui la fait exclure de certains usages spéciaux. Pour y obvier, quelques praticiens anglais ont préconisé certaines combinaisons de ce corps avec les bases alcalines et particulièrement le *santonate de soude*. M. J. Donde formule ainsi ses préparations :

Santonine en poudre fine. 62,50
Soude caustique pure. 113,56
Eau distillée. 540,00

Chauffez le tout dans un matras de 70° à 80° C. jusqu'à ce que la santonine soit complétement dissoute. Par le refroidissement il se dépose des cristaux qui contiennent 54 p. 100 de leur poids de santonine.

Si la solution est évaporée jusqu'à ce qu'une pellicule se forme à la surface, la liqueur se prend en une masse cristalline et les cristaux contiennent 60 p. 100 de santonine. Le santonate de soude se dissout dans 1 3/4 de son poids d'eau à 20°, sa solution est légèrement amère.

Sirop de santonate de soude.

Santonate de soude 1,95
Eau distillée. 51,25
Sirop simple 510,00

Le santonate de soude dissous dans l'eau distillée est ajouté au sirop bouillant et concentré à 32° Baumé. Chaque once fluide (28 gr. 34) contient un gramme de santonine.

Solution de santonate de soude. — Pour faciliter son injection dans

la vessie, dans les cas d'hématurie due à un *distoma*, M. John Harley
a proposé la solution suivante :

Santonine finement pulvérisée. . .   0,78
Bicarbonate de soude.   1,50
Eau distillée 90,00

On fait bouillir le tout jusqu'à réduction d'un tiers, de manière à
réduire le poids du liquide à 60 grammes. Chaque once anglaise
(30 gr. 10) contient alors 6 grains (0 gr. 39) de santonine. On prend
15 à 30 grammes de cette solution, que l'on étend avec 100 grammes
d'eau distillée par une injection dans la vessie.

Cette solution est alcaline : on peut la neutraliser en grande partie
avec de l'acide acétique avant d'en faire usage.

Le santonate de soude a pour formule $C^{30}H^{18}O^{6},3\,(NaOHo)+21$ aq.
C'est un sel incolore, à réaction alcaline, qui cristallise dans l'alcool
en aiguilles enchevêtrées. La dissolution aqueuse l'abandonne à la
longue sous forme de prismes droits rhomboïdaux.

A 100° il perd 21 équivalents d'eau ; à une température plus élevée
il perd les trois autres et se transforme en une masse rouge, vitreuse,
déliquescente, qui se décolore en fixant de l'eau. L'acide carbonique
est sans action sur lui, la plupart des autres acides déplacent la santonine de la combinaison.

M. Küchenmeister a le premier proposé d'introduire dans la matière médicale le santonate de soude comme vermifuge très-efficace,
mais qui ne serait pas sans danger d'après Rose (de Berlin).

Cet expérimentateur administra 7 grammes de santonate de soude
à un lapin qui mourut rapidement au milieu de violentes convulsions
et de crampes générales. Il faut reconnaître qu'à cette dose et en agissant sur un animal de si petite taille, il n'était guère permis d'attendre
d'autre résultat, étant connu le mode d'action de la santonine pure.

MÉDICAMENTS DIAPHORÉTIQUES.

JABORANDI DU BRÉSIL.

Syn. : *Jaborandi, Jamborandi.*

Nom botanique : *Pilocarpus pinnatus* (Lem.).

Historique origine. — Le docteur Coutinho (de Pernanbouc) a fait connaître récemment (*Journal de thérapeutique*, de Gubler, 10 mars 1874) sous le nom de *Jaborandi*, une substance qui jouit au plus haut degré de propriétés bien constatées qui en font un puissant diaphorétique et un sialagogue incomparable. On sait combien la matière médicale est pauvre en agents de cette classe ; dès lors, ainsi que le fait remarquer le professeur Gubler, le Jaborandi du Brésil serait le premier, j'ajouterai le seul exemple incontestable d'un diaphorétique vraiment digne de ce nom, c'est-à-dire, d'un médicament ayant le pouvoir de provoquer directement la sécrétion de la sueur par une action élective, par une stimulation spéciale de l'appareil sudoripare. Un tel médicament s'impose donc à l'attention des médecins et c'est en vue d'en favoriser l'étude, que nous lui donnons une place dans cet inventaire du nouvel outillage thérapeutique, car son histoire à tous les points de vue est encore bien incomplète. Tout ce que nous dirons de cette substance pleine d'avenir, sera emprunté aux notions que nous tenons des deux initiateurs du Jaborandi, MM. Coutinho et Gubler.

Les noms de *Jaborandi, Iaborandi, Jamborandi* semblent être des termes vulgairement choisis au Brésil, pour désigner des plantes stimulantes, sudorifiques, sialagogues, et conséquemment alexipharmaques et alexitères. Toutefois, le premier mot selon Mérat et de Lens, s'appliquerait uniquement à une espèce de gratiole, *Gratiola Monneria*, devenue le type du genre *Monneria* de Brown, mais, qu'il ne faudrait pas confondre avec le *Monneria trifolia* de Linné ; tandis que les iaborandi seraient tous des espèces de poivres, remarquables par leurs propriétés excitantes.

La principale est le *Piper nodosum* (Mart.), dont la racine âcre et sialagogue est appliquée, écrasée, sur les plaies envenimées et les ulcères de mauvaise nature. Les racines et les fruits du *Piper citrifolium* et du *Piper réticulatum* (L.), ainsi que ceux d'une quatrième espèce qui porte également le nom de iaborandi, servent aux mêmes usages et sont réputés stimulants, sternutatoires, sialagogues. Ces vertus des iaborandi sont, comme on le voit, assez semblables à celles de la plante apportée par M. le docteur Coutinho ; mais là s'arrête l'analogie. Quant aux caractères botaniques, ils sont entièrement différents.

Les échantillons de jaborandi remis par M. le docteur Coutinho se composent principalement de feuilles avec un petit nombre de menus rameaux. Les feuilles, pinnées avec impaire, mesurent parfois plus de trois décimètres de longueur. Sur plusieurs d'entre elles, M. Gubler a compté huit ou dix folioles de 10 à 12 centimètres de longueur sur 3 à 4 centimètres dans leur plus grande largeur. Ces folioles, à peu près opposés, ovales allongées ou ellipsoïdes, obtuses et même échancrées au sommet, légèrement inégales à la base, comme les feuilles du genre *Ulmus*, sont quelquefois incurvées latéralement. Elles sont glâbres, lisses, ordinairement épaisses et pourtant cassantes à l'état sec, brièvement pétiolées ou même presque sessiles. Les pétiolules sont cylindroïdes, à peine épaissis au point d'insertion sur le pétiole commun. Le rachis lui-même est peu élargi à sa base, étroit, arrondi en dessous, légèrement creusé en gouttière en dessus.

A ces caractères il était facile à M. Gubler de voir qu'il n'avait sous les yeux aucune des espèces botaniques auxquelles les auteurs avaient appliqué jusqu'ici le nom de jaborandi ; mais, en l'absence des organes floraux et des fruits, il lui eut été impossible de déterminer le genre et la famille de notre végétal. Heureusement, par la confrontation des échantillons de M. le docteur Coutinho avec les plantes brésiliennes de son herbier, M. le professeur Baillon a pu s'assurer de l'identité du jaborandi avec une espèce de la famille des Rutacées, le *Pilocarpus pinnatus* (Lem.), originaire de la province Saint-Paul au Brésil.

Usage thérapeutique. — La partie usitée de la plante est la feuille qui est odorante quand on l'a froissée entre les doigts et répand alors comme celle du laurier d'Apollon (dont elle a la forme), une odeur aromatique manifeste. Son goût est un peu âcre sans amertume et ne rappelle, d'après le docteur Coutinho, aucune plante usitée en médecine.

Le mode d'emploi est des plus simples, il suffit de concasser les feuilles et les petits rameaux et d'en faire infuser de 4 à 6 grammes dans une tasse d'eau chaude. Dix minutes après l'administration de cette infusion (il n'est pas nécessaire de la boire chaude), que le sujet ait pris la précaution de se coucher et de se bien couvrir, ou qu'il soit resté debout, dans l'état ordinaire, l'action physiologique du médicament se produit avec une intensité variable. Quand l'infusion a été prise chaude et que le sujet s'est couvert, la sueur ne tarde pas à couler sur le visage et sur toutes les parties du corps. Pendant le même temps survient une sécrétion salivaire et une excrétion bronchique non moins abondantes, la parole en devient presque impossible et il peut être recueilli plus d'*un litre de salive* en une heure. C'est une chose remarquable, comme le fait observer M. Gubler, que l'intervention de la chaleur n'ait qu'une médiocre importance dans la production des effets du *Jaborandi*, tandis qu'elle est prépondérante lorsqu'il s'agit de nos principaux sudorifiques indigènes : le fait a été cependant bien constaté et il est aujourd'hui indiscutable. Le *Jaborandi* possède donc une action sudorifique propre et indépendante : d'après cela, il est facile de prédire que les feuilles de cet arbuste brésilien renferment un ou plusieurs principes immédiats capables de stimuler directement pendant leur élimination, non-seulement les glandes salivaires, mais aussi les glandes sudorales. L'analyse chimique promise par le docteur Coutinho nous renseignera prochainement sur ce point important.

Pour ce qui touche à l'avenir de cet agent thérapeutique à la fois puissant et inoffensif, on peut dire que l'indication rationnelle de son emploi se présentera dans une foule d'états morbides très-différents les uns des autres sous le rapport de la nature, aussi bien que sous celui de la gravité, mais qui offriront ce caractère commun de réclamer l'effort sécrétoire de la peau et des glandes salivaires. Parmi les nombreuses affections qui peuvent présenter cette caractéristique, nous citerons les bronchites à râles vibrants avec ou sans emphysème, le diabète albumineux et les hydropisies, les empoisonnements et les maladies dues à des miasmes ou à des poisons morbides, les fièvres éruptives entravées dans leur évolution, etc.

Telles sont les espérances que cette étude encore incomplète a fait naître dans l'esprit des expérimentateurs : tout fait supposer qu'elles se justifieront.

MÉDICAMENTS CAUSTIQUES.

I. — ETHYLATE DE POTASSIUM ET DE SODIUM.

Ce sel résulte de l'action du potassium sur l'alcool absolu, un équivalent d'hydrogène de l'alcool est remplacé par un équivalent de potassium. Le docteur Richardson a proposé l'emploi des éthylates de potassium et de sodium comme caustiques. D'après lui, leur action est sûre, ils se laissent facilement manier. Il les a surtout appliqués à la cautérisation du cancer et à celle de simples excroissances. On peut le dissoudre dans l'alcool à divers degrés de concentration. Cette solution s'applique au moyen d'un pinceau de verre, on l'injecte au moyen d'une aiguille. L'opérateur peut à son gré rendre l'effet lent ou rapide. L'éthylate de potassium est le plus énergique ; il répond à la formule $C^4H^5O^2K$.

II. — AZOTATE DE ZINC.

Jusqu'à ce jour l'azotate de zinc est resté sans emploi, cependant sa causticité le rapproche du chlorure de zinc, qui rend de si grands services à l'art chirurgical. Moins soluble que ce dernier, l'azotate de zinc possède cependant une solubilité qui permet d'espérer que son application comme caustique donnera des résultats assez satisfaisants pour le recommander à l'attention des chirurgiens auxquels il appartiendra de décider, par l'expérience clinique, si ce caustique peut rendre des services réels.

I. *Préparation de l'azotate de zinc.* — L'azotate de zinc se prépare facilement pur en dissolvant, à chaud, le zinc du commerce, dans l'acide azotique étendu de son volume d'eau. Il est utile de maintenir un excès de zinc et de concentrer la liqueur jusqu'à la production d'un précipité ocracé dû à la formation d'une quantité notable d'azotate basique de zinc qui entraîne tout le fer que contient le zinc du commerce. Arrivé à ce terme, on ajoute de l'eau bouillante pour dissoudre le sel et on laisse refroidir. La liqueur froide est filtrée puis évaporée à une température ménagée, et lorsqu'on voit se produire un petit bouillonnement, cela indique qu'on est arrivé au point de concentration nécessaire ; par le refroidissement, la solution se prend en masse, on détache le sel, et après l'avoir brisé en petits morceaux, on le fait égoutter sur un entonnoir de verre.

Ainsi obtenu, l'azotate de zinc correspond au sel cristallisé et fondu dans son eau de cristallisation, qu'une chaleur ménagée lui fait perdre en partie. Il contient trois équivalents d'eau, n'est pas complétement soluble dans l'eau, par suite de la formation d'une petite quantité de sous-azotate basique de zinc, sans importance d'ailleurs. Il possède sur l'azotate de zinc cristallisé l'avantage d'être moins déliquescent, sa préparation est plus facile et moins coûteuse. C'est le procédé que nous recommandons et c'est ce sel qui est la base de nos préparations.

II. Préparation de la pâte à l'azotate de zinc. — Pour préparer la pâte caustique à l'azotate de zinc, on dissout à chaud 100 grammes du sel fondu, dont M. Latour vient d'indiquer la préparation, dans 50 grammes d'eau, et l'on incorpore cette solution à 50 grammes de farine de froment ; le mélange est pétri jusqu'à parfaite homogénéité, il en résulte une pâte qui se manie facilement et se maintient humide. Elle possède sur la pâte de Canquoin l'avantage de ne pas adhérer aux doigts, de se mouler très-exactement sur de larges surfaces sans se rétracter ; elle attire moins fortement l'humidité de l'air et ne devient pas diffluente sur les bords. Réduite sous forme de cylindres, il importe de ne pas la sécher à l'étuve ; la chaleur l'altère, les cylindres se colorent en jaune et deviennent friables ; c'est le résultat de l'oxydation du gluten de la farine par suite de la décomposition de l'azotate de zinc sous l'influence de la chaleur et de l'eau. On peut cependant conserver la pâte sous forme de cylindres ou de flèches intacts et secs, en les renfermant dans une boîte en fer blanc bien close et contenant des morceaux de chaux vive et faisant reposer les cylindres sur une cloison en toile métallique afin d'éviter le contact de la chaux. On obtient des cylindres très-réguliers et de différentes grosseurs en enroulant la pâte autour de tiges de zinc et en les desséchant, comme il vient d'être dit, dans la boîte contenant de la chaux.

III. Préparation de la pâte caustique à l'azotate de zinc au moyen de la solution saturée. — On peut abréger la préparation de cette pâte en employant une solution saturée, que l'on obtient en arrêtant l'évaporation de la liqueur lors de la préparation du sel et lorsque la solution, étant chaude, marque 1,450° à 1,580 au densimètre après son refroidissement, sa densité est de 1,630° à 1,650°. 100 centimètres cubes de cette solution renferment 113 grammes de sel fondu, un litre ou 1,000 c. c. de solution saturé contiendra 1 kil. 130 d'azotate de zinc fondu et exigera 555 grammes de farine de froment pour former une pâte homogène et tout à fait conforme à celle dont nous avons indiqué la préparation. On délaye la farine dans la solution saturée, le mélange est d'abord liquide, puis devient consistant par suite de l'hydratation de l'amidon et du gluten. Les proportions que nous indiquons ne doivent pas être changées, elles sont le résultat de nombreux essais.

IV. La solution saturée d'azotate de zinc peut être employée comme caustique. — La solution saturée d'azotate de zinc est fortement caustique ; sa propriété coagulante est intense. M. le docteur Clément médecin à l'Hôtel-Dieu de Lyon, l'a employée avec avantage dans la cautérisation du col de la matrice, son action ne détermine pas d'eschare sanguinolente.

V. Caustique mixte à l'azotate et au chlorure de zinc. — Dans le cours de ses essais M. Latour a tenté d'associer le chlorure et l'azotate de zinc, dans le but de donner à la pâte de Canquoin la qualité que possède celle de l'azotate de zinc ; c'est-à-dire la souplesse et l'extension sur de larges surfaces sans l'inconvénient de se rétracter ; il a en effet obtenu le même résultat, la pâte reste molle, s'étale facilement, ne se rétracte pas, mais en raison de l'avidité du chlorure de zinc pour l'eau, l'eschare n'a pas tout à fait la même netteté que celle produite par la pâte à l'azotate de zinc seul. On a adopté la formule suivante :

> Chlorure de zinc. . . . . 50 grammes.
> Azotate de zinc . . . . . 100 —
> Eau . . . . 80 —

On fait dissoudre, à chaud, le chlorure de zinc et l'azotate de zinc dans la quantité d'eau indiquée, on laisse refroidir la solution qui marque 1,650° au densimètre. 100 c. c. sont mélangés à 75 grammes de farine. Dans sa note communiquée à la Société des sciences médicales de Lyon, avril 1870, il a indiqué du gluten, mais un examen, plus approfondi m'a appris que la farine valait mieux, surtout pour la préparation des cylindres secs ; c'est surtout sur le gluten que l'azotate de zinc réagit sous l'influence de la chaleur et de l'eau.

La pâte à l'azotate de zinc a été employée à l'Hôtel-Dieu de Lyon notamment dans le service de M. Desgrange. Cet éminent chirurgien en a tiré de bons avantages dans divers cas : épithéliomas assez vastes, goître capteux, etc., etc.

Indépendamment de son maniement facile, la pâte à l'azotate de zinc possède une action spéciale, l'eschare se laisse pénétrer par une portion du sel de zinc qui agit sur les tissus sous-jacents (Latour).

MÉDICAMENTS ÉMÉTIQUES.

I. — APOMORPHINE ET APOCODÉINE.

Dès 1848, Laurent et Gerhardt avaient appelé l'attention sur deux corps nouveaux obtenus en faisant agir l'acide sulfurique sur la morphine et sur la narcotine. En 1869, Matthieusen et Wright, ayant traité la morphine par l'acide chlorhydrique obtinrent un corps qu'ils considérèrent comme du chlorhydrate de morphine moins deux équivalents d'eau et qu'ils ont appelé *apomorphine*. Cette substance, quoique due à la science française est presque inconnue dans notre pays. Elle pourrait cependant rendre de grands services entre les mains des praticiens à titre d'émétique comme elle en rend en Angleterre et en Allemagne, où elle est décidément entrée dans la thérapeutique usuelle malgré son prix très-élevé.

Propriétés physiques et chimiques. — L'apomorphine paraît être de nature alcaline, c'est une masse cristalline, plus ou moins verdâtre soluble dans l'eau, se colorant en rouge de sang par l'acide azotique et en blanc verdâtre par les alcalis. Elle répond à la formule $C^{17}H^{18}Az\,O^2 = C^{17}H^{19}AzO^3$ moins HO (morphine moins un équivalent d'eau).

Préparation. — Pour la préparer on chauffe à 150 degrés pendant trois heures de la morphine enfermée dans des tubes scellés avec de l'acide chlorhydrique en excès (dix à vingt fois son poids). Quand on ouvre les tubes refroidis, aucun gaz ne se dégage mais la morphine se trouve transformée en apomorphine, que l'on purifie de la manière suivante : on neutralise la liqueur étendue d'eau par du bicarbonate de soude, puis on ajoute un excès de ce sel ; il se forme un précipité que l'on traite jusqu'à épuisement, par de l'éther ou du chloroforme dans lesquels la morphine est insoluble, mais qui dissolvent l'apomorphine. Les liqueurs éthérées ou chloroformiques étant agitées avec quelques gouttes d'acide chlorhydrique, du chlorhydrate d'apomorphine cristallisé se sépare et se dépose sur les parois du vase. On lave rapidement à l'eau froide ces cristaux et on les purifie par cristallisation dans l'eau bouillante. Le chlorhydrate d'apomorphine cristallisé anhydre ; sa formule est $C^{17}H^{18}AzO^2$, HCl celle de l'apomorphine elle-même étant $C^{17}H^{19}AzO^3$. Ce sel s'altère à l'air, il verdit et augmente de poids en absorbant de l'oxygène.

L'apomorphine libre ne peut être obtenue que très-difficilement. Si, à une solution de son chlorhydrate, on ajoute du bicarbonate de soude, elle se sépare sous forme d'un précipité blanc, qui verdit et s'oxyde à l'air avec une grande rapidité. Le produit ainsi altéré et transformé en matière verte est soluble dans l'eau et dans l'alcool en donnant une liqueur d'un beau vert; dans l'éther il forme une solution rouge pourpre et une solution violette dans le chloroforme.

Propriétés thérapeutiques. — Cette substance a été l'objet d'une étude récente, par Siebert qui l'a trouvée douée des propriétés analogues à celles de l'émétine et du tartre stibié. Injectée hypodermiquement ou introduite dans le tube digestif elle produit d'abord une irrégularité avec une accélération légère du pouls, puis des vomissements et un ralentissement de la circulation avec une baisse sensible de la température animale. Elle ne détermine ni diarrhée ni trouble de l'appétit. Chez l'homme, les doses suffisantes pour provoquer le vomissement seraient de 5 à 10 milligrammes, introduits hypodermiquement; elles peuvent atteindre 2 centigrammes quand on agit par la voie gastro-intestinale. Avec M. Gubler nous ferons remarquer que si ces chiffres sont bien exacts il en faut conclure que l'apomorphine s'altère rapidement dans l'estomac et se transforme en une substance inoffensive au contact de la muqueuse gastrique ; car s'il en était autrement et si rien ne s'opposait à l'accomplissement de l'action topique sur l'estomac (condition indispensable de la mise en jeu des actes complexes qui constituent le vomissement), celui-ci devrait se produire plus aisément et avec plus d'intensité, quand l'apomorphine est portée directement dans les premières voies que lorsqu'elle doit y revenir pour être éliminée partiellement et agir au passage sur la muqueuse gastrique.

L'apomorphine est un agent précieux dans le cas où l'on ne pourrait faire prendre un vomitif par la bouche, il rend aussi de grands sérvices dans la médecine des enfants qui prennent difficilement les médicaments, elle peut enfin être très-utile dans certains cas d'empoisonnements lorsque les autres vomitifs adminitrés par la bouche sont impuissants. Elle a l'avantage de produire des effets prompts (au bout de 4 à 16 minutes) et qui durent peu : ils sont accompagnés d'une dilatation manifeste de la pupille.

La solution d'apomorphine pour les injections hypodermiques doit être faite extemporanément car au contact de l'air elle se colore rapidement. Nous avons déjà indiqué le mode de préparation de l'apomorphine : aux procédés par les acides forts on peut joindre celui de M. Mathiesen et Burnside qui repose sur l'action du chlorure de zinc sur la morphine.

L'*Apocodéine* a été obtenue par les mêmes chimistes en faisant chauffer du *chlorhydrate de codéine* avec une solution concentrée de *chlorure de zinc* à 170° ou 180°. Par le refroidissement il se sépare une masse goudronneuse rougeâtre, c'est du *chlorhydrate d'apocodéine* presque pur. Pour obtenir la base à l'état de pureté on redissout ce sel dans l'eau à plusieurs reprises, on le précipite par un excès d'acide chlorhydrique puis on le décompose par le carbonate de soude : on dissout ensuite l'apocodéine au moyen de l'éther, on fait évaporer et on a la substance sous forme d'une masse gommeuse rougeâtre. Cet alcaloïde est insoluble dans l'alcool, l'éther, le chloroforme, presque insoluble dans l'eau. Le chlorhydrate d'apocodéine ($C^{18}H^{19}AzO^2HCl$) est soluble dans l'eau, incristallisable et précipitable par excès d'acide.

L'apocodéine présente la plupart des réactions de l'apomorphine, seulement la coloration rouge produite par l'acide nitrique est beaucoup plus stable. Le chlorhydrate d'apocodéine est amorphe tandis que celui d'apomorphine est cristallisable. Comme action thérapeutique l'un et l'autre sont *émétiques* (l'apomorphine est beaucoup plus énergique).

Cette anomalie pharmaco-dynamique de la part de deux principes immédiats de l'opium presque identiques avec la morphine et la codéine a inspiré à M. le professeur Gubler les réflexions suivantes, dont le caractère éminemment élevé n'échappera à personne et que nous transcrivons textuellement. « Remarquons d'abord, dit l'éminent « professeur, que la manière d'agir de l'apomorphine est exactement « celle d'une espèce américaine appartenant à la famille des papavé-« racées : le *Sanguinaria canadensis*, ce qui autoriserait à supposer « que le principe actif de cette plante se confond avec l'apomorphine « elle-même.

« La *sanguinarine*, découverte par Dana et décrite aussi sous le nom « de *chélérithrine* (principe actif du *chelidonium majus*), présente « avec la morphine une analogie de composition qui permet de pré-« voir que des recherches nouvelles amèneraient peut-être à une « constatation d'identité avec l'apomorphine. Elle serait en effet repré-« sentée, d'après Gerhardt, par $C^{38}H^{17}AzO^8$, ce qui ne s'éloigne pas « beaucoup de l'ancienne manière de représenter la morphine « $C^{34}H^{19}AzO^6$, 2HO. D'un autre côté, Naschold lui assigne pour « formule $C^{17}H^{15}AzO^4$, ce qui se rapproche encore davantage de la « formule $C^{17}H^{19}AzO^5$, H^2O. En tous cas la divergence entre les deux « résultats est assez marquée pour qu'on ne puisse considérer comme « acquise à la science la connaissance exacte de la composition chi-« mique de la sanguinarine, et pour justifier l'hypothèse d'une simi-« litude plus complète avec la *morphine deshydratée* qui nous occupe « en ce moment.

« A défaut d'une analyse quantitative rigoureuse, toujours si diffi-
« cile à exécuter, il y aurait lieu de chercher la vérification de nos
« conjectures dans la comparaison de l'ensemble des propriétés phy-
« siques et chimiques des deux substances. Il serait intéressant, par
« exemple, de s'assurer si l'apomorphine, comme la sanguinarine, est
« soluble dans l'alcool amylique, la benzine, le sulfure de carbone,
« le chloroforme, le pétrole, et si elle communique à ses dissolutions
« une fluorescence violette.

« Dans le cas où l'expérience fournirait une réponse affirmative,
« il deviendrait probable que le fait se reproduirait pour un certain
« nombre de cas analogues et que les dissemblances profondes des
« actions physiologiques entre espèces d'une même famille botanique
« n'impliqueraient pas une différence essentielle entre leurs principes
« immédiats, ni conséquemment une atteinte portée aux lois des affi-
« nités naturelles. On arriverait ainsi à démontrer que les alcaloïdes
« volatils, *oleiformes*, de la ciguë, de la phellandrie, sont de simples
« modifications des huiles essentielles de la famille des Ombellifères ;
« que l'aconitine et les alcaloïdes voisins sont des états particuliers de
« cette substance volatile, fugace, qui appartient aux Renonculacées
« âcres, et la vératrine un principe de même origine que la matière
« résineuse toxique qui l'accompagne ; qu'enfin la picrotoxine n'est
« qu'une forme dérivée de la matière purement amère, isolée dans le
« colombo, etc. Et s'il était démontré qu'une même substance fonda-
« mentale, soumise à des changements de composition chimique, en
« apparence insignifiants peut ainsi manifester tour à tour, selon les
« espèces botaniques et les conditions de végétation dans chacune
« d'elles, les propriétés physiologiques les plus diverses, il serait
« établi du même coup que les vertus thérapeutiques ou toxiques des
« principes immédiats : alcalins, neutres, glycosides, sont attachées,
« non pas à la nature des éléments constituants, ce qu'on savait de
« longue date, ni même à la proportion relative ou à la masse de ces
« éléments, comme on le croit assez généralement, mais plutôt à leur
« structure moléculaire ou, mieux encore, aux états allotropiques et
« dynamiques sous lesquels existent leurs molécules élémentaires ou
« composées.

« En poursuivant cette étude, on arrivera sans doute à expliquer
« la similitude pharmaco-dynamique de plantes appartenant à des
« groupes éloignés et la diversité des espèces réunies dans une même
« famille naturelle. »

II. — VANDELLIA DIFFUSA. (L.)

Syn. : *Herbe du Paraguay ; Bonnaya origanifolia* (Spreng) ;
Gratiola origanifolia (Valh).

Le *Vandellia diffusa* (L.) de la famille des Scrophularinées (tribu
des Gratiolées) est une petite plante herbacée un peu semblable à la
menthe par son aspect, mais étalée sur le sol. Les tiges sont carrées
et légèrement pubescentes. Les feuilles sont opposées presque sessiles, ovales, obtuses, serrato-crénelées, glabres et d'un vert foncé à
la page supérieure, un peu pubescentes et violacées en dessous ; leur
longueur est de 20 millimètres. Les fleurs sont axillaires, solitaires,
plus petites que les feuilles et d'un blanc rose, le fruit est une capsule
oblongue de 10 millimètres de longueur composé de deux loges
polyspermées s'ouvrant par 2 valves parallèles à la cloison. Ces graines
sont petites et jaunâtres.

Cette plante croit spontanément dans les climats chauds et tempérés
de la Colombie (1), dès le niveau de la mer jusqu'à 1800^m de hauteur. Ainsi on la trouve dans le littoral, dans la vallée de la Magdelana,
dans l'intérieur de l'Antiquaria et dans le Choco ; elle aime de préférence les terrains sabloneux et humides tels que les plages des
rivières et les bords des fontaines, elle fleurit de janvier à mai.

Propriétés et usages. — L'*herbe de Paraguay* est, à Medellin, le
vomitif des gens de la campagne, ils prennent pour cela une bonne
poignée de cette plante fraîche, la font bouillir dans un demi litre
d'eau et boivent ensuite une petite tasse de cette décoction toutes les
10 minutes jusqu'à ce qu'ils aient obtenu l'effet voulu. Employé de
cette façon le Vandellia est aussi sûr que l'ipéca, sans occasionner de
superpurgations ni de vomissements incoercibles ; le seul reproche
qu'on puisse lui faire, c'est son mauvais goût, car il est très-amer.

Le docteur Posada-Arando a cherché à déterminer sa composition
par l'analyse pour mieux connaître ses propriétés. Il a préparé par
évaporation du suc au bain-marie un extrait qui est d'un vert gris après
pulvérisation et qui contient : 1° une matière grasse, colorée en vert
par la chlorophylle, visqueuse, d'une odeur et d'une saveur nauséeuses,
très-soluble dans l'éther, insoluble dans l'alcool ; 2° une matière
extractive peu abondante, amère, soluble dans l'eau à toutes les tem-
pératures et dans l'alcool chaud, mais insoluble dans le dernier liquide
à froid ; 3° enfin un résidu en beaucoup plus grande quantité que les
autres principes d'apparence gommeuse, exclusivement soluble dans

(1) Elle croit encore à l'île Madagascar, dans toute l'Amérique tropicale, à la
Martinique, à la Jamaïque, dans la Guyane anglaise, à Surrinam, au Brésil et au
Guayaquil.

l'eau. Cette dernière partie est tout à fait insipide et inerte; la substance amère n'exerce aucune action marquée sur notre organisme, en sorte que la matière grasse est le seul principe actif de la plante.

Cet extrait est incomparablement moins actif que la plante fraîche. Pris à l'intérieur sous forme de pilules, il purge avec de légères coliques à la dose de 0 gr. 75 à 1 gramme. Pour provoquer l'action émétique, il faut le porter à 1 gr. 50 et le donner en solution. La matière grasse enroulée dans la mie de pain sous forme pilulaire purge suffisamment à la dose de 0 gr. 15 mais elle provoque des excitations très-désagréables et de fortes nausées; de sorte qu'en administrant à 0 gr. 20 ou à 0 gr. 25 et ordonnant au malade de boire après l'injection du médicament; l'effet vomitif est sûr.

Le sirop fait avec son suc, une teinture éthérée assez concentrée ou bien la plante sèche et réduite en poudre seraient les meilleures préparations pharmaceutiques.

MÉDICAMENTS AGGLUTINATIFS.

SILICATE DE POTASSE.

Syn. : *Liqueur des cailloux.* — *Verre soluble.*

Propriétés, préparation. — La silice peut se combiner avec la potasse en un grand nombre de proportions assez mal connues ; les chimistes anciens donnaient le nom de *Liqueur de cailloux* aux produits qu'ils obtenaient en faisant dissoudre du sable siliceux ou du quartz en morceaux avec la potasse. Ces silicates de potasse étant difficiles à obtenir purs, leur composition n'a pas été jusqu'à présent déterminée exactement, et cependant le sel que l'on obtient en faisant fondre de la silice avec du carbonate de potasse paraît avoir pour formule $(KO)^3 SiO^3$. Le silicate de potasse est quelquefois nommé *verre soluble*. On le prépare d'une manière économique en faisant fondre ensemble pendant six heures, dans un creuset de terre réfractaire, 10 parties de carbonate de potasse, 15 parties de quartz pulvérisé et 1 partie de charbon. La masse que l'on obtient ainsi présente un aspect vitreux, elle est colorée en noir par le charbon qui s'y trouve en excès ; l'eau bouillante la dissout sans laisser de résidu de silice et donne une liqueur fortement alcaline.

Emploi chirurgical. — Nous ne dirons rien de l'usage thérapeutique de ce corps : aussi bien les expériences physiologiques faites sur les silicates alcalins par Rabuteau en ont absolument condamné l'emploi en prouvant que lorsque ce médicament est absorbé, et seulement à la dose de 1 à 2 grammes, il provoque une altération des reins qui consiste en une desquammation des tubuli, une dégénérescence graisseuse de ces organes et enfin la présence de l'albumine dans les urines. Ce qu'il est plus important de connaître c'est que l'art chirurgical, depuis quelques années, sous l'impulsion du professeur Shun, a remplacé dans l'application des appareils inamovibles, la dextrine, l'amidon et le plâtre par le silicate de potasse. Voici d'après Shun les principaux avantages de cet agent mécanique : 1° la simplicité et la promptitude qu'on peut apporter dans l'application de l'appareil ; 2° la facilité avec laquelle cette substance sèche et durcit (cinq à six heures amènent ce résultat) ; 3° imperméabilité, solidité et enlèvement facile de l'appareil en le ramollissant avec de l'eau chaude ; 4° enfin son économie (le litre revient aujourd'hui à 60 centimes environ).

Ce composé fournit en effet un appareil très-dur, résistant et d'une dessication rapide, à la condition qu'il soit de bonne qualité, c'est-à-dire que sa solution marque 45° Beaumé (densité 1,221) et que l'alcali qui le constitue soit de la potasse. Mais il arrive très-souvent qu'au silicate de potasse on substitue involontairement peut-être, *le silicate de soude* très-employé dans l'industrie à laquelle il rend de grands services pour la silicatisation.

Or le silicate de soude ne présente aucun des avantages du *silicate de potasse*, sa solution prise à la même densité ne se dessèche que très-lentement, elle est loin de former une masse aussi adhérente, inconvénients qui en font rejeter l'emploi en chirurgie. Il est donc nécessaire de pouvoir déterminer facilement et d'une manière sûre si le produit qu'on se propose d'employer est bien constitué par du silicate de potasse et non du silicate de soude, quand on se le procure tout préparé dans le commerce. Comme essai de laboratoire rien de plus simple, il suffit de précipiter la silice à l'aide de l'acide chlorhydrique et de caractériser la potasse dans la liqueur au moyen du bichlorure de platine, mais ce réactif n'existe pas dans les officines. M. Personne ayant été témoin plus d'une fois de l'importance qu'il y a pour le chirurgien à être assuré du silicate de potasse, donne un mode d'essai très-simple d'où est exclu le bichlorure de platine et qui peut se mettre en pratique dans toutes les officines et même au lit du malade. Ce mode d'essai n'exige que l'emploi d'un tube à expérience et de réactifs usuels qui se trouvent toujours sous la main, le voici : On introduit dans un tube à essai 1 centimètre cube de silicate à examiner puis 8 à 10 fois son volume d'eau distillée : Après avoir mélangé les deux liquides, on y ajoute 1 centimètre cube d'acide acétique pour saturer tout l'alcali du silicate. En employant ces proportions la silice mise en liberté reste en solution complète et l'on obtient une liqueur parfaitement transparente ; à cette liqueur acide on ajoute un volume d'alcool à 85° ou 90° et quelques petits fragments d'acide tartrique. Par une rapide agitation de quelques instants on voit apparaître aussitôt un précipité cristallin de bitartrate de potasse, si l'on a affaire à du silicate de potasse, tandis qu'avec du silicate de soude le même précipité ne se forme qu'après 24 ou 48 heures, avec les cristaux aiguillés de tartrate de soude. M. Personne est ainsi assuré que les échantillons du commerce contiennent de la soude ; le fait provient sans doute de ce que les potasses du commerce renferment toujours de la soude en proportions plus ou moins grande. J'ai confirmé bien souvent l'assertion de M. Personne en essayant les silicates de potasse qui passaient entre mes mains dans les hôpitaux de Montpellier où leur usage est très-répandu.

Le silicate de potasse comme le silicate de soude possède des propriétés antifermentescibles bien manifestes qui permettent de l'employer en injection dans la vessie dans les cas de catarrhe purulent; ces propriétés antifermentescibles des silicates alcalins ont été mises en lumière récemment, par les expériences de MM. Rabuteau, Papillon et Pirot.

MÉDICAMENTS CONTRO-STIMULANTS.

TRIMÉTHYLAMINE ET CHLORHYDRATE DE TRIMÉTHYLAMINE.

Il est aujourd'hui parfaitement reconnu que l'alcali tiré de la saumure de hareng ou des huiles de morue, qui a servi dès 1854 à Awenarius pour le traitement du rhumatisme articulaire aigu, n'est pas de la propylamine, mais bien de la triméthylamine, corps isomère avec le précédent, mais possédant des propriétés physiques et chimiques différentes : les recherches de Winckles et de Mendius ne laissent aucun doute à cet égard.

La véritable propylamine, c'est-à-dire celle qui est obtenue avec les alcools propylique et isopropylique, est une substance excessivement rare et qu'il est d'ailleurs impossible de se procurer soit en France, soit à l'étranger.

Ainsi donc le mot propylamine est une appellation inexacte d'une solution plus ou moins complexe d'ammoniaque et de trimétylamine ; et si ce nom est conservé, il est très important de savoir qu'il ne doit pas être attribué au corps qu'il représente chimiquement, mais bien à une substance de composition variable et dont nous allons dire quelques mots.

On trouve en effet dans le commerce, sous le nom de propylamine un liquide alcalin, provenant le plus ordinairement de la saumure de hareng, soit en suivant le procédé complexe de William Procter, soit en faisant une simple distillation de ces produits sur la chaux. Ces solutions sont à titre variable, depuis 2 centigrammes jusqu'à 25 par gramme de produits alcalins contenant de l'ammoniaque et de la triméthylamine. D'ailleurs sur ce point particulier nous renverrons au travail de M. Petit qui a analysé un très-grand nombre de ces propylamines commerciales, ne nous réservant que ce point essentiel, que ces solutions présentent une composition et une saturation variables non seulement suivant les procédés employés pour les fabriquer, mais encore suivant les saumures dont on se sert.

13

C'est là en effet une circonstance capitale au point de vue thérapeutique, et l'on comprend facilement combien les résultats doivent changer suivant la propylamine dont on fait usage. Aussi M. Petit a-t-il été frappé dès le début, de cet inconvénient, et M. Dessaignes qui voulut bien le guider de ses conseils lors de la publication de son premier mémoire, lui montrait les inconvénients de semblables solutions et lui signalait déjà le chlorhydrate de triméthylamine comme étant appelé à remplacer avantageusement les propylamines commerciales. M. Adrian qui l'un des premiers reprit en France les procédés conseillés par Procter, eut aussi la même pensée, et à la société de thérapeutique, il présentait, à la séance du 22 janvier 1873, du chlorhydrate de triméthylamine tiré de la saumure du hareng, et dont il conseillait l'emploi thérapeutique. Mais il était une question fondamentale à résoudre, c'était de savoir si au point de vue thérapeutique et physiologique, on obtiendrait de cette substance les mêmes effets produits par les propylamines commerciales.

Toutes les observations qui ont été recueillies à cet égard nous permettent d'espérer que le chlorhydrate de triméthylamine est appelé à remplacer avec avantage les solutions plus ou moins complexes qui avaient servi aux premiers essais thérapeutiques.

La découverte de la triméthylamine est liée à l'histoire d'une des parties les plus importantes de la chimie organique, celle des alcalis organiques artificiels.

La première méthode de préparation date de 1842; elle est due à Zinin et repose sur la décomposition, par l'hydrogène naissant des dérivés nitrés des carbures d'hydrogène :

$$C^{12}H^5AzO^4 + 6H = C^{12}H^7Az + 4HO.$$
Benzine nitrée.   Aniline.

En février 1849, M. Wurtz lisait à l'Académie des sciences son remarquable mémoire sur la méthylamine, l'éthylamine et l'amylamine. Il préparait ces nouvelles bases en décomposant par la potasse les éthers cyanique et cyanurique des alcools.

$$C^2AzO, C^2H^3O + 2KO + 2HO = 2KO, CO^2 + C^2H^5Az.$$
Éther méthylcyanique.   Méthylamine.

En 1850, M. Hofmann obtenait la diéthylamine et la triéthylamine.

Enfin, en 1851 (*Annales de chimie et de physique*, t. XXXIII), il préparait par la même méthode générale la triméthylamine et l'oxyde de tétraméthylammonium.

Tous ces corps peuvent être considérés comme les éthers ammoniacaux des alcools, et selon qu'une, deux ou trois molécules d'alcool se combinent avec une molécule d'ammoniaque, on obtient des alcalis primaires, secondaires ou tertiaires.

La triméthylamine, alcali tertiaire, prendrait naissance d'après la réaction suivante :

$$5\ (C^2H^4O^2) + AzH^5 - 5H^2O^2 = C^6H^9AZ.$$

On peut aussi envisager la triméthylamine comme de l'ammoniaque dans laquelle les 3 équivalents d'hydrogène seraient remplacés par 3 équivalents de méthyle :

$$\left.\begin{array}{l} C^2H^3 \\ C^2H^3 \\ C^2H^3 \end{array}\right\} Az = C^6H^9Az.$$

La triméthylamine a été obtenue pour la première fois par Wertheim, en 1850, en décomposant la narcotine par la potasse. La même année, Anderson la trouvait dans les produits de décomposition de la codéine par la potasse. En 1851, M. Dessaignes la retirait de la ·vulvaire et Wertheim de la saumure de hareng. Elle a été retrouvée depuis dans le seigle ergoté, l'urine humaine (Dessaignes), etc.

On l'a d'abord confondue avec la propylamine, alcali primaire ayant la même formule : C^6H^9Az, mais formé par l'union de l'équivalent d'alcool propylique et l'équivalent d'ammoniaque avec élimination de deux molécules d'eau :

$$C^6H^8O^2 + AzH^5 - H^2O^2 = C^6H^9Az$$

On peut aussi considérer la propylamine comme de l'ammoniaque dans laquelle un équivalent d'hydrogène serait remplacé par du propyle :

$$\left.\begin{array}{l} C^6H^7 \\ H \\ H \end{array}\right\} Az = C^6H^9Az.$$

La propylamine a été obtenue par Mendius (*Annales de chimie et de physique*, 1862, t. LXV), en faisant réagir l'hydrogène naissant sur le cyanure d'éthyle, et par Silva (*Comptes rendus*, 1869), en partant de l'alcool propylique. Elle se distingue très-nettement de la triméthylamine par son point d'ébullition, qui est de 49 degrés, et surtout par l'action de l'iodure de méthyle, qui transforme la triméthylamine en une masse cristalline d'iodure de tétraméthylammonium.

En 1853, Winckler démontra que l'ammoniaque composée de la saumure était de la triméthylamine.

Tel était l'état de la question quand, en 1854, le docteur Awenarius, de Saint-Pétersbourg, eut l'idée d'employer la triméthylamine dans le traitement du rhumatisme articulaire.

Le procédé de préparation, publié à cette époque dans le *Journal de pharmacie*, consistait à distiller la saumure de hareng, après addition de potasse caustique. Les liquides recueillis étaient saturés par l'acide chlorhydrique ; on évaporait à siccité, puis on traitait le mélange par l'alcool absolu, qui dissout le chlorydrate de triméthylamine en laissant le chlorhydrate d'ammoniaque peu soluble dans ce véhicule. Le chlorhydrate de triméthylamine était décomposé par la chaux et la vapeur recueillie dans de l'eau.

Au moment où parurent les premières expériences de M. Dujardin-Beaumetz, M. Petit soumit à un examen attentif les différentes propylamines commerciales. Voici la méthode qu'il a suivie :

Les solutions alcalines ont été dosées au moyen d'acide sulfurique titré, puis un volume déterminé de solution a été saturé par l'acide chlorhydrique et évaporé à siccité pour obtenir le chlorhydrate,

1 gr. d'acide sulf. correspondant à 1 gr. 09 de chlorhydr. d'ammoniaque.

—	—	1	58	— de monomethylamine.
—	—	1	66	— de diméthylamine.
—	—	1	95	— de triméthylamine.

On voit que le chlorhydrate obtenu varie presque dans la proportion de 1 à 2, selon que la solution contient de l'ammoniaque ou de la triméthylamine.

Si ces deux chlorhydrates seuls existaient dans le mélange, une simple proportion permettrait d'en déterminer la proportion relative. On peut du reste les séparer par l'alcool absolu, en tenant compte de la faible solubilité du chlorhydrate d'ammoniaque.

Dix centimètres cubes d'alcool, d'une densité de 0,7968, ont dissous 55 milligrammes de ce dernier sel.

Le chlorhydrate une fois obtenu, il dose le chlore que ce sel renferme par le procédé de Mohr.

On prépare une liqueur titrée contenant 4 gr. 79 par litre d'azotate d'argent parfaitement pur. Chaque centimètre cube de cette solution correspond à 1 milligramme de chlore. On fait dissoudre 10 centigrammes de chlorhydrate dans 100 centimètres cubes d'eau distillée, on prend 10 centimètres cubes pour le dosage et, après avoir ajouté deux gouttes d'une solution de chromate de potasse, on ajoute la liqueur d'argent contenue dans une burette graduée. Quand tout le chlore est précipité à l'état de chlorure d'argent, il se forme du chromate d'argent qui colore la liqueur en rouge ; on retranche un dixième de centimètre cube qui a servi à la coloration, et le nombre de centimètres cubes et de dixièmes de centimètre cube exprime la quantité de chlore contenue dans 100 grammes de chlorhydrate examiné.

Ces dosages se faisant très-rapidement et avec une grande précision, ce procédé fournit un moyen de contrôle des plus précieux. On sait que :-

Le chlorhydrate d'ammoniaque	contient 66,30 p. 100 de chlore.
— de monométhylamine	—	52,50	—
— de diméthylamine	—	43,50	—
— de triméthylamine	—	37,10	—

L'essai des triméthylamines du commerce a montré que le produit alcalin, exprimé en triméthylamine, variait dans les proportions de 2 à 52 centigrammes par gramme. Mais ces divers produits contenant, comme nous le verrons tout à l'heure, une très-grande quantité d'ammoniaque, le poids de l'alcali devra être réduit dans la proportion de 59, équivalent de la triméthylamine, à 17, équivalent de l'ammoniaque. Les chlorhydrates correspondant à 1 gramme d'acide sulfurique monohydraté, au lieu de peser 1 gr. 95, pesaient de 1 gr. 10 à 1 gr. 25 et étaient par conséquent identiques au chlorhydrate d'ammoniaque ou peu différents de ce sel. L'alcool absolu n'en dissolvait qu'une faible quantité.

Voici maintenant le dosage du chlore contenu dans les chlorhydrates ; il a varié de 62 à 64,50 pour 100, se rapprochant ainsi notablement de la composition du chlorhydrate d'ammoniaque.

Un de ces produits présente, d'après M. Petit, au point de vue thérapeutique, un intérêt sérieux. C'est la triméthylamine préparée par MM. Poullenc et Wittmann, et qui a servi aux premières expériences de M. Dujardin-Beaumetz.

Elle renfermait 288 milligrammes par gramme de produit alcalin exprimé en triméthylamine. Le chlorhydrate, correspondant à 1 gramme d'acide sulfurique, pesait 1 gr. 17. La quantité de chlore était de 62 pour 100. La proportion de triméthylamine vraie ne dépassait certainement pas 5 centigrammes par gramme (MM. Poullenc et Wittmann m'ont depuis remis un produit retiré de la saumure et contenant une forte proportion de triméthylamine pure). M. Petit s'est procuré plusieurs échantillons de triméthylamine d'origine alle·mande ; voici ce qu'il a obtenu avec un produit vendu sous le cachet de la maison Merck :

Chlorhydr. correspondant à 1 gr. d'acide sulfurique.　1 gr. 15
Chlore . . . . 63　50 p. 100
Produit alcalin exprimé en triméthylamine . . . 15　00

En présence de ces faits bien constatés, il devenait nécessaire de contrôler le mode de fabrication. M. Petit a pu préparer, sans la moindre difficulté, une solution de triméthylamine très-sensiblement pure, 25 litres de saumure de hareng, pesant 26 degrés au pèse-sels Baumé, ont été distillés après addition de 250 grammes de potasse. Il avait d'abord mis 100 grammes, mais la quantité était trop faible. Les liqueurs de distillation ont été saturées par l'acide chlorhydrique. Il serait même préférable de recevoir dans l'acide chlorhydrique les produits de la distillation ; on éviterait ainsi des pertes considérables. La solution de chlorhydrate a été concentrée et a laissé déposer d'abondants cristaux que nous avons jetés sur un filtre. Ils ont été lavés avec une faible quantité d'alcool absolu ; les eaux mères ont été évaporées de nouveau et ont donné d'autres cristaux qui ont été lavés de même avec de l'alcool absolu. Tous ces cristaux étaient blancs et contenaient 66 pour 100 de chlore ; c'était donc du chlorhydrate d'ammoniaque. Le chlorhydrate de triméthylamine, étant soluble dans une très-faible quantité d'eau, reste tout entier dans les eaux mères. On évapore à siccité. Dans une opération en grand, on séparerait par distillation l'alcool qui a servi aux lavages. Le résidu se dissout presque complétement dans l'alcool absolu.

Le chlorhydrate obtenu par distillation et évaporation est décomposé par la potasse. Pour 100 grammes de chlorhydrate de triméthylamine, on pourrait ajouter 300 grammes d'eau et 60 grammes de potasse et faire passer les gaz qui se dégagent dans 100 à 200 grammes d'eau bien refroidie. En distillant dans ces conditions, on éviterait les pertes et on aurait un liquide alcalin contenant de la triméthylamine pure.

En saturant cette solution par l'acide chlorhydrique, M. Petit a obtenu un chlorhydrate très-déliquescent ; la quantité de ce sel, correspondant à 1 gramme d'acide sulfurique, varie de 1 gr. 90 à 1 gr. 95. Le chlore qu'il renferme s'y trouve dans la proportion de 37 à 38 pour 100. En un mot, tout indique que l'on a de la triméthylamine. Ce liquide pourrait être dosé et étendu de manière à contenir un dixième d'alcali. On pourrait aussi faire une solution à un dixième de chlorhydrate de triméthylamine. Ce sel est en effet difficile à employer en nature à cause de son extrême déliquescence.

Le mode de traitement, indiqué par M. Petit, permet d'éviter l'emploi d'un excès d'alcool, ce qui est une bonne condition de préparation, car il a constaté que le chlorhydrate de triméthylamine, très-stable à la température du bain-marie, se décompose en partie à cette même température en présence de l'alcool. M. Petit a cherché à préparer la triméthylamine pure en distillant un liquide qui contenait 25 pour 100 d'alcali ; le serpentin était entouré de glace. Il a obtenu ainsi quelques grammes d'un liquide très volatil, s'échappant avec un sifflement lorsqu'on ouvre la bouteille qui le renferme et émettant, quand on le verse d'un vase dans un autre, des vapeurs beaucoup plus visibles que celles de l'éther.

L'alcali restant dans le liquide distillé, ainsi que la partie distillée et non condensée qu'il avait recueillie dans l'eau, donnait un chlorhydrate fusible au-dessous de 100 degrés et correspondant par sa composition et son poids au chlorhydrate de diméthylamine. L'ébullition avait donc suffi pour amener la décomposition partielle de la triméthylamine.

Un essai sur 2 gr. 84 du liquide condensé a donné des chiffres correspondant à 2 gr. 70 de triméthylamine pure.

De 25 litres de saumure, M. Petit a retiré 45 grammes de chlorhydrate d'ammoniaque et 30 grammes de chlorhydrate de triméthylamine.

Un autre essai, fait avec une saumure marquant 26 degrés et demi, a produit des résultats à peu près identiques.

Il restait à traiter une autre question : celle de la préparation de la triméthylamine par voie de synthèse. Dans un rapport sur la triméthylamine, présenté à la Société de pharmacie (*Journal de pharmacie,* avril 1873), M. Frédéric Wurtz, chef du laboratoire de la pharmacie centrale, indique le mode de préparation suivant : « On transforme l'alcool méthylique en iodure de méthyle; l'éther ainsi obtenu, chauffé sous pression avec de l'ammoniaque, donne des cristaux d'iodure de tétraméthylammonium, à peine solubles dans l'eau ; on les lave pour enlever l'iodure d'ammonium. On les décompose ensuite par la chaux et on recueille dans l'eau les gaz qui se dégagent. Pour avoir le chlorhydrate, on sature par l'acide chlorhydrique, puis on évapore. »

Le produit obtenu par M. Fr. Wurtz est déliquescent, mais moins que le chlorhydrate de triméthylamine. On le coule très-facilement en plaques; son point de fusion a paru compris entre 150 et 160 degrés.

Ce chlorhydrate, employé en thérapeutique, a donné, dit-on, de bons résultats. Il renferme 53 pour 100 de chlore, ce qui correspond très-sensiblement à la composition du chlorhydrate de monométhylamine, qui en contient 52,50.

Des travaux ultérieurs permettront probablement d'obtenir facilement ces divers alcaloïdes ; mais dès à présent on trouve tous les détails relatifs à leur préparation dans les beaux travaux de A.-W. Hoffmann (*Comptes rendus de l'Académie des sciences,* 1861 et 1862).

« Une solution alcoolique d'ammoniaque chauffée doucement avec l'iodure de méthyle, dans un ballon muni d'un condenseur, se solidifie rapidement en une masse cristalline d'iodures d'ammonium normal, méthylique, diméthylique, triméthylique et tétraméthylique.

» Les iodures plus solubles, séparés de l'iodure de tétraméthylammonium, difficilement soluble, sont évaporés et distillés avec la potasse. Les bases, libérées dans cette réaction, séchées par l'hydrate de potasse, traversent un tube bien refroidi dans lequel se condensent la diméthylamine, la triméthylamine et une partie de la méthylamine.

» Quant à l'ammoniaque et au reste de la méthylamine, elles se dégagent sous forme de gaz et sont condensées par l'eau.

» Le mélange des trois bases méthylées est alors mis en contact avec l'éther oxalique. Aussitôt la méthylamine se solidifie en une masse cristalline de diméthyloxalade et la diméthylamine se transforme en diméthyloxalate d'éthyle, liquide bouillant entre 240 et 250 degrés, tandis que la triméthylamine reste intacte et peut être séparée du mélange par distillation au bain-marie. Le diméthyloxalate d'éthyle étant facilement soluble dans l'eau, se sépare de la diméthyloxamide par l'action de l'eau froide. »

La diméthyloxamide, décomposée par la potasse, donne la méthylamine pure et exempte de diméthylamine et de triméthylamine.

Le diméthyloxalate d'éthyle donne, par la potasse, de la diméthylamine exempte de monométhylamine et de triméthylamine.

Quant à l'iodure de tétraméthylammonium, on le traite par l'oxyde d'argent, qui le transforme en hydrate d'oxyde de tétraméthylammonium. Cet oxyde se décompose, par la chaleur, en triméthylamine et en alcool méthylique :

$$(C^2H^3)^4AzO,HO = C^6H^9Az + C^2H^4O^2$$

M. Petit a déjà préparé divers sels de triméthylamine, tels que le benzoate, l'alun de triméthylamine, le tartrate double de potasse et de triméthylamine, etc. ; il donnera plus tard leurs propriétés.

Les préparations de triméthylamine paraissant devoir entrer définitivement dans la thérapeutique usuelle, il est utile en terminant de présenter sur cette préparation quelques observations pratiques dont pourront profiter les médecins et les pharmaciens. — D'abord, il est de toute nécessité que le médecin qui ordonne la triméthylamine, fasse suivre ce nom du mot *vraie* dans sa prescription ou mieux encore il prescrira la solution au 1/10. Ex. :

> Solution de triméthylamine au 1/10. . .   5 grammes.
> Potion gommeuse.   150   —

Cette potion contiendra 50 centigrammes de triméthylamine *vraie*.

Le pharmacien saura ainsi d'une façon nette et précise ce que lui demande le médecin. Autrement on donnerait, comme triméthylamine, les solutions de concentration très-variable que l'on trouve dans le commerce, et la même formule, préparée dans des pharmacies différentes, pourrait varier dans de très-grandes proportions.

Si l'on veut employer le chlorhydrate de triméthylamine et le chlorhydrate préparé à la pharmacie centrale par M. Frédéric Wurtz, qui, d'après les expériences de M. Petit, serait du chlorhydrate de monométhylamine ; il convient d'employer la formule suivante proposée par M. Petit :

> Chlorhydrate de triméthylamine. . . . .   10 grammes.
> Teinture de zestes d'oranges.   20   —
> Sirop simple   970   —

On obtient ainsi un sirop agréable au goût et contenant un centième de son poids de chlorhydrate de triméthylamine, c'est-à-dire 20 centigrammes de sel par cuillerée à bouche de 20 grammes et 5 centigrammes par cuillerée à café de 5 grammes.

On pourrait remplacer, dans la formule ci-dessus, le chlorhydrate de triméthylamine par le même poids de triméthylamine vraie ou de chlorhydrate de monométhylamine.

Nous signalerons encore quelques préparations usitées :

Soluté de triméthylamine :

Chlorhydrate de triméthylamine. . . 5 grammes.
Eau distillée. . . . . 195 —

Chaque cuillerée contient 0 gr. 50 de ce sel que l'on met dans un litre de tisane de chiendent à prendre dans la journée.

Pilules de triméthylamine :

Chlorhydrate de triméthylamine. 2.50
Poudre de guimauve et sirop . . . . Q. S.

Pour 100 pilules que l'on recouvrira de baume de Tolu, selon le procédé Blancard, ces pilules attirent fortement l'humidité de l'air.

Chaque pilule renferme 0,25 milligrammes de sel.

Nous ne nous étendrons pas sur la thérapeutique de cet agent car en reproduisant *in extenso* comme nous l'avons fait le travail récent de M. Petit, nous croyons avoir donné tout ce qui peut intéresser touchant les deux médicaments nouveaux dont il est question ici.

Etude thérapeutique. — On sait que la triméthylamine a été découverte en 1850 par Wertheim, en distillant la narcotine avec la potasse. Elle est en outre un produit de distillation de la saumure de harengs, et elle existe dans le *chenopodium vulvaria* ainsi que dans plusieurs autres plantes. Préconisée par Awenarius (de Saint-Pétersbourg), dans le traitement du rhumatisme ; par Fonssagrives, contre l'épilepsie ; par Guibert, contre le rhumatisme, l'asthme, le muguet ; par de Kaléniczensco, contre la bronchite, les hémorrhoïdes, les maladies du foie, de la rate, la scrofule et le rachitisme ; la propylamine nous apparaissait comme une panacée, mais l'on peut dire en général que les médicaments qui sont prônés comme propres à tant d'indications différentes ne sont souvent bons à en remplir aucune. — Là en était l'état de cette question, lorsqu'un chercheur infatigable, M. Dujardin-Beaumetz, vint à son tour faire une véritable révélation des succès dont il avait été témoin dans le traitement du rhumatisme. Les adhésions ne manquèrent pas d'abord, puis vinrent les déboires : MM. Bourdon, Desmos, Champouillon s'inscrivirent contre la propylamine ; M. Martineau, sur 5 cas, reconnaît 3 insuccès. — L'effervescence qui se fit pendant un moment autour de ce médicament semble aujourd'hui tombée. — Il faut convenir d'ailleurs que le rhumatisme articulaire aigu est bien par son allure la dernière maladie qu'il faudrait choisir pour juger de l'action d'un médicament. M. Dujardin-Beaumetz lui-même avoue que lorsque l'amélioration n'a pas lieu au

14

bout de quatre ou cinq jours, cela signifie que la médication n'aura aucun succès.

L'action curative de la triméthylamine dans le rhumatisme semble donc assez douteuse. A-t-elle cependant une action physiologique ; quelle est cette action et à quoi doit-elle être attribuée ?

D'après M. Bucquoy elle ferait tomber la température et le pouls, mieux que le sulfate de quinine. Mamias, de Venise, la regarde sous ce double rapport comme supérieure à la digitale elle-même. Ces précieuses qualités n'ont pas apparu à un si haut degré aux yeux de la plupart des autres observateurs. M. Laborde, chez le cobaye et chez le chien n'a pas trouvé d'action marquée sur le cœur ; de très-hautes doses produiraient seules la dépression cardiaque, effet bien différent de celui de la digitale. Enfin elle produit des vomissements, du catarrhe et même des ulcérations de l'estomac et du duodenum. A petite dose elle excite la fonction excito-motrice de la moelle, accélère la respiration et les battements du cœur, au lieu d'amener la tétanisation comme le chlorhydrate d'ammoniaque, elle ne produit que le tremblement musculaire. En somme, M. Laborde regarde cette substance comme un excitant fonctionnel général et non comme un antipyrétique. Elle agit dans le même sens que la plupart des composés ammoniacaux. Petit, de son côté, croit qu'elle n'agit qu'à la façon de l'ammoniaque même ; M. Mialhe serait tenté de rapprocher son action de celle de l'acétate d'ammoniaque déjà conseillé dans le rhumatisme par Golding-Bird. Le Pelletier a, de son côté, constaté une première période d'excitabilité médullaire avec irritabilité musculaire et tétanisation vasculaire ; une seconde période de collapsus caractérisée par des phénomènes inverses. La triméthylamine est donc un excitant diffusible comme l'ammoniaque. Gubler a lui-même constaté (*Journal de pharmacie*), qu'au bout d'un certain temps elle se change en ammoniaque. L'odeur douceâtre et légèrement aromatique de la propylamine fait place, au contact de l'air, à celle de l'alcali volatil. — Elle n'est donc point indiquée dans le rhumatisme fébrile. — Tout au plus, par la diarrhée qu'elle provoque, le serait-elle dans la forme chronique au même titre que le colchique. Un élève de M. Gubler, le docteur Cottard, développant ces idées dans sa thèse inaugurale, que la Faculté a honorée d'une médaille de bronze, a relevé les observations publiées et montré que l'enthousiasme des défenseurs de la propylamine tenait à une préoccupation exclusive de la recherche des symptômes favorables et à l'oubli de la marche naturelle de la maladie.

Chlorhydrate de triméthylamine, ou chlorure de triméthylammonium $ClAzC^6H^{10}$. M. Adrian avait obtenu un chlorhydrate de propylamine qu'il regardait comme exempt de chlorhydrate d'ammoniaque. M. Fr. Wurtz en a préparé un autre qu'il regarde comme plus pur encore. En opérant avec ce sel, M. Dujardin-Beaumetz a constaté l'abaissement de la température et du pouls ; mais les accidents convulsifs qu'il avait eus avec le sel d'ammoniaque, il ne les a pas eus au même degré avec son congénère de propylamine. M. Martineau a reconnu de son côté la supériorité d'action du chlorhydrate d'ammoniaque.

Chlorhydrate d'amylamine ou chlorure d'amylammonium $C^5H^{14}AzCl$. Enfin M. Dujardin-Beaumetz, qui poursuit ses recherches dans la série avec une grande activité, vient de présenter les résultats de ses nouvelles observations : de 0,01 à 0,20 centigrammes de ce corps injectés sous la peau d'un cobaye abaissent la température et le pouls ; à dose plus élevée l'animal meurt avec des convulsions. L'homme avec 0,50 à 1 gramme perd de 10 à 20 pulsations. Il la regarde comme moins sédative que la triméthylamine, mais comme plus toxique.

MÉDICAMENTS LACTIGÈNES.

I. — GALLEGA. — GALEGA OFFICINALIS (L.)

Galega vulgaris (Bauh. et Tournef.).

Syn: *Rue de Chèvres. — Lavanèse. — Galega commun.*

Le genre *Galega*, dont le nom, d'après Rullius, vient du grec γλθυχιον avec terminaison latine, appartient à la famille des *Légumineuses*, tribu des *Papilionacées*. Il est répandu avec abondance dans l'Ancien et le Nouveau-Monde. Le *Galega officinalis* (L.) répond à la diagnose suivante : *Racines grèles, blanchâtres et rameuses. Tiges droites fistuleuses, striées, rameuses, feuilles ailées avec impaire composée de 15 à 17 folioles, glabres, oblongues, obtuses, souvent échancrées et mucronées à leur sommet, longues de 2 à 3 centimètres et plus, accompagnées à la base du pétiole d'un stipule en fer de flèche. Fleurs blanches, rosées ou bleuâtres, en grappes axillaires longuement pédonculées, munies de bractées sétacées. Fruits : gousses redressées, grèles, linéaires, aiguës, à peine longues de 5 centimètres, contenant trois ou quatre semences oblongues un peu réniformes.* Croît spontanément dans les lieux incultes de l'Europe australe, de la Barbarie, de la Tauride. Elle se multiplie de graines semées au printemps dans une terre fraîche.

Cette plante vivace, qui se fait remarquer dans les taillis élevés de notre·pays et de l'Italie, doit le second de ses noms (Lavanèse), à la coutume que l'on a de se frotter les mains, ce qui, d'après Mathiole, la fait nommer *Lava-mani* en Toscane. Le premier vient de sa qualité fourragère qui est très-marquée, ce qui le fait cultiver en grand sous ce rapport. Ce végétal à peine odorant quand il est frais, entièrement inodore et insipide quand il est sec, a joui cependant autrefois d'une grande réputation comme alexipharmaque et antiputride, antivénéneux et sudorifique. On ne sait trop sur quelles données reposait une pareille vogue, aujourd'hui il est abandonné comme médicament et nul ne peut avoir la prétention de le faire revivre, mais sa place était cependant indiquée dans cette étude, à cause de l'attention qu'il doit attirer après les travaux de **M. Gillet-Damette** qui lui a reconnu une valeur incontestable comme *nutritif* et *lactigène*. Ce qui va suivre n'est absolument que l'extrait du mémoire présenté par **M. Gillet-Damette** à l'Académie des sciences, le 7 juillet 1873.

La valeur nutritive de la plante est indiquée par l'auteur de 33 pour 100 supérieure au foin de pré prototype: le bétail accepte très-bien ce fourrage. **M. Gaucheron**, professeur de chimie agricole à Orléans, a analysé la plante et il résulte de cette étude comme des données de Sprengel que le *galega* contenant tous éléments propres à la formation du bon lait doit être *lactigène*. Diverses expériences ont été faites, tant sur l'homme que sur les animaux, qui prouvent que la plante possède au plus haut point cette propriété précieuse. En vingt-quatre heures des vaches ont donné 33 pour 100 de lait de plus que les mêmes animaux nourris avec des herbes fourragères du même poids. Résultat plus surprenant, l'administration du *galega*, soit à l'état naturel, soit en salade, soit en sirop, à des nourrices menacées d'épuisement a empêché le lait de tarir.

M. Bourgeois a adressé aussi un certain nombre d'observations faites pendant le siége de Paris ou après le siége et tendant à affirmer l'efficacité du galega comme lactigène.

En somme c'est un médicament qui, par les faits déjà acquis, s'impose à l'attention des médecins et des agronomes : il est à désirer qu'une expérimentation sérieuse vienne faire connaître ce qu'on doit attendre de ce nouveau venu qui semble beaucoup promettre.

MÉDICAMENTS ANESTHÉSIQUES ET ANALGÉSIQUES.

I. — CHLORAL $= C^4HCl^5O^2$.

Syn. : *Chloraldéhyde ; Hydrure de trichloracityle.*

Du chloral. — Lorsqu'on dirige un courant de chlore sec à travers de l'alcool absolu, il se forme de l'aldéhyde et de l'acide chlorhydrique :

$$C^4H^6O^2 + Cl^2 = C^4H^4O^2 + 2HCl$$
$$\text{Aldéhyde.}$$

puis, le chlore, continuant son action, transforme l'aldéhyde en chloral avec un nouveau dégagement d'acide chlorhydrique :

$$C^4H^4O^2 + Cl^6 = C^4HCl^5O^2 + 3HCl.$$
$$\text{Chloral.}$$

On voit que le chloral, qu'on peut d'ailleurs obtenir par d'autres procédés, par exemple en soumettant diverses substances hydrocarbonées à l'action du chlore naissant, et de l'aldéhyde dans laquelle 3 atomes d'hydrogène sont remplacés par 3 atomes de chlore, d'où le nom d'*aldéhyde trichlorée* qu'on lui applique parfois. Cette substance qui, par sa nature et par sa propriété, réclame à la fois l'attention des chimistes et des médecins a été découverte en 1832 par Liebig puis étudiée d'abord par Dumas (*Annales de chimie et de physique*, t. LVI, p. 116), puis plus tard par MM. Regnault, Kekulé, Kopp et Wurtz. Liebig lui donna un nom capable de rappeler le *chlore* et l'*alcool* qui servent à le préparer.

Le chloral est connu à l'état anhydre et à l'état hydraté. Lorsqu'il est anhydre, il se présente sous l'aspect d'un liquide incolore, d'une odeur pénétrante, qui irrite fortement les muqueuses, de sorte qu'en le maniant, on éprouve bientôt du larmoiement. Il bout à 96°.

Le chloral hydraté diffère du chloral anhydre en ce qu'il contient une molécule d'eau. Il cristallise en prismes rhomboïdaux obliques. On l'emploie exclusivement sous cet état en thérapeutique, parce qu'il est moins volatil que le chloral anhydre et qu'on peut le doser facilement. D'ailleurs il n'éprouve pas de modification isomérique qui le rende insoluble dans l'eau, tandis que le chloral anhydre soluble se transforme, dans certaines conditions, en chloral insoluble.

Sous l'influence des alcalis et des carbonates alcalins, le chloral se dédouble en un formiate et en chloroforme.

$$C^4HCl^5O^2 + NaO,HO = NaO,C^2HO^3 + C^2HCl^5.$$

Soude. Formiate Chloroforme.
de soude.

Cette propriété est pour nous d'une importance capitale; c'est elle qui a conduit Liebreich à doter la science d'un nouvel agent thérapeutique.

PROPRIÉTÉS DU CHLORAL. — Je ne crois pouvoir mieux faire que de reproduire le passage du traité de chimie de M. Dumas; t. V, p. 599.

« C'est sous ce nom, qui rappelle seulement ceux du chlore et de « l'alcool, que M. Liebig, désigne un des produits qu'on obtient par « l'action du chlore sur l'alcool.

« Ce composé se présente comme un liquide clair et transparent « sans couleur, gras au toucher, qui tache le papier à la manière des « huiles grasses; mais ces taches disparaissent, en peu de temps.

« Sa densité, à 18°, est 1,502. Il bout à 96° C., et distille sans éprou- « ver d'altération. La densité de sa vapeur est égale à 5,0 environ.

« Son odeur est pénétrante, provoque le larmoiement. Sa saveur « est comme nulle ou un peu grasse. A l'état anhydre, il est très- « caustique, surtout quand la peau se trouve exposée à sa vapeur « bouillante. Il se dissout dans l'eau facilement, en grande quantité et « sans résidu. En laissant tomber quelques gouttes de ce corps dans « l'eau, il se précipite à l'instant au fond du vase, sous forme d'un « liquide oléagineux; mais, en chauffant légèrement, ces gouttes se « dissolvent de suite. La dissolution du chloral, dans l'eau n'a pas de « saveur prononcée, mais l'odeur caractéristique se retrouve de suite, « lorsqu'on chauffe la dissolution. Le liquide ne possède pas de réac- « tion acide. En y versant du nitrate d'argent, il n'y a point de pré- « cipité de chlorure d'argent. Lors même que la dissolution concentrée « du chloral dans l'eau est soumise à l'ébullition avec de l'oxyde rouge « de mercure, on n'observe aucun changement.

« Si au lieu de chauffer doucement le chloral avec de l'eau, on le met « en contact avec quelques gouttes de ce liquide, il s'y combine de « suite par l'agitation, avec production de chaleur. Quelques instants « après, cette combinaison se prend en une masse blanche cristalline.

« En versant quelques gouttes de chloral dans un flacon sec, les « parois du vase se couvrent bientôt d'une multitude de cristaux déliés « groupés en étoiles, et qui se croisent dans tous les sens. Pour cela « l'air doit être un peu humide; car, si le vase et l'air sont parfaite- « ment secs, il ne se produit rien.

« Ces cristaux, mis en contact avec de l'eau, s'y dissolvent par la « chaleur sans laisser de résidu. Cette dissolution contient du chloral

« qui n'a subi dans cette cristallisation aucune altération. On doit « regarder ces cristaux comme un hydrate de chloral. »

Quand le chloral n'est pas parfaitement pur et qu'il contient un peu d'eau, il devient trouble, après quelques jours, et laisse déposer un corps blanc que l'on appelle *chloral insoluble*. Celui-ci se forme plus facilement quand on abandonne le chloral à lui-même sur l'acide sulfurique du commerce. Si l'on conserve longtemps le chloral dans un tube scellé et même au contact de l'air, on remarque qu'il se transforme peu à peu en une masse semblable à de la porcelaine et que Liebig a nommé *chloral insoluble*. Ce composé présente d'après M. Regnault la même composition que le chloral, ce n'est donc qu'une modification de ce corps et le nom de *métachloral* paraît mieux lui convenir.

Le métachloral est une poudre blanche grasse au toucher, d'une odeur éthérée insoluble dans l'eau, l'alcool et l'éther, pouvant régénérer le chloral liquide à la température de 180° à 200°.

Le chloral dissout l'iode, le brome, le phosphore et le soufre. Il les dissout facilement à l'aide de la chaleur. L'iode lui communique une couleur pourpre très-riche. Si l'on agite de l'hydrate de chloral avec de l'essence de menthe, le mélange devient rosé, puis peu à peu d'un rouge cerise foncé. L'ébullition ne détruit pas cette coloration ; l'acide sulfurique la rend très-intense ; le chloroforme lui communique une teinte violette foncée. Les autres essences oxygénées ou simplement carbonées ne produisent pas cette réaction, dont la cause est encore inconnue aujourd'hui (Carl Jehn) (1).

Les oxydes métalliques anhydres n'ont pas d'action sur le chloral. On peut le distiller sur l'oxyde de cuivre, de magnésie ou de mercure, sans qu'il éprouve la moindre altération. Il se comporte de la même manière avec la chaux, la baryte et la strontiane anhydres. Mais, en distillant le chloral avec ces derniers oxydes, ce liquide doit être en excès ; car, chauffé seulement jusqu'à la température de l'eau bouillante dans la vapeur du chloral, ces oxydes le décomposent instantanément.

En faisant passer de la vapeur de chloral sur de la chaux ou de la baryte anhydres et chauffés, ces bases deviennent incandescentes. Il se dégage de l'oxyde de carbone ; il se forme un chlorure métallique imprégné d'un charbon léger. Il arrive très-souvent qu'en rectifiant du chloral sur de la baryte ou de la chaux, au moment où le liquide ne couvre plus le résidu, toute la masse s'échauffe au point de devenir rouge, et reste longtemps dans cet état d'incandescence. On obtient alors pour résidu beaucoup de chlorure de baryum ou de calcium

(1) *Arch. des Pharm.*, août 1873,

mêlé avec une matière brune. Il passe à la distillation une huile colorée qui n'est plus du chloral.

La vapeur du chloral, en passant sur du fer ou du cuivre, portés au rouge, les change en chlorures métalliques. On les trouve couverts d'une couche d'un charbon poreux brillant.

Quoique les bases alcalines à l'état anhydre ne décomposent le chloral qu'à l'aide de la chaleur, et seulement lorsqu'elles agissent sur sa vapeur, leur action devient tout autre sous l'influence de l'eau.

Ces oxydes alcalins décomposent le chloral à l'état d'hydrate ou dissous dans l'eau, avec la plus grande facilité et avec dégagement de chaleur. Dans cette décomposition, on ne remarque ni changement de couleur, ni dégagement de gaz. Il se produit du chloroforme qui se sépare, du formiate qui se dissout, et en même temps un peu de chlorure provenant de la destruction d'une portion du chloroforme.

L'acide nitrique paraît sans action sur lui, même à chaud. On peut le faire bouillir dans le chlore gazeux, ou l'exposer au soleil dans un flacon rempli de chlore, sans qu'il éprouve d'altération. Il se colore seulement en jaune, dès qu'il y a eu contact du chlore, en dissolvant un peu de gaz.

Préparation. — La manière la plus sûre d'obtenir le chloral pur consiste à soumettre l'alcool absolu à l'action du chlore sec. On se fera facilement une idée des précautions à prendre, quand je dirai, que, pour traiter un demi kilogramme d'alcool il faut au moins 1200 litres de chlore, et qu'il se forme environ 1500 litres d'acide hydrochlorique gazeux.

On prépare le chlore au moyen du peroxyde de manganèse, du sel marin et de l'acide sulfurique. Le ballon qui sert à le produire ayant 15 ou 20 litres de capacité, peut recevoir de suite les matières nécessaires à la production de la totalité du chlore, de sorte que l'on n'a plus besoin que d'y ajouter l'acide sulfurique à mesure du besoin.

Le chlore gazeux est reçu dans un premier flacon de Woulf vide, où il se refroidit et laisse déposer une partie de son humidité. Il passe ensuite dans deux flacons qui renferment du chlorure de calcium desséché, puis dans un troisième flacon vide et sec, destiné à recevoir l'alcool, s'il survenait une absorption pendant la durée de l'expérience.

Le chlore arrive enfin dans un ballon qui contient l'alcool et se dégage au fond de celui-ci. Le ballon porte un tube qui dirige les vapeurs d'acide hydrochlorique dans une bonne cheminée.

On excite vivement le courant de chlore, qui d'abord est totalement converti en acide hydrochlorique. Dès que la conversion se ralentit, l'alcool se colore en jaune. Alors on met quelques charbons au-dessous du ballon, et bientôt la couleur disparaît. A partir de ce moment, il faut tenir l'alcool tiède et élever de plus en plus la température, tout en continuant un courant de chlore rapide jusqu'à ce que le liquide, presque bouillant, n'agisse plus sur le chlore qui le traverse.

En douze heures, on peut convertir en chloral 200 gr. d'alcool. En opérant sur 500 ou 600 gr., l'expérience exige 2 ou 3 journées.

La liqueur qui reste dans le ballon est mêlée avec deux ou trois fois son volume d'acide sulfurique concentré. Le mélange, introduit dans une cornue, est immédiatement soumis à une distillation ménagée. Dès la première impression du feu, le chloral se rassemble, à la surface de l'acide, sous la forme d'une huile limpide et très-fluide, qui se volatilise rapidement. Un peu avant que la couche huileuse ait entièrement disparu, on arrête l'opération.

Le produit volatil obtenu est mis dans un ballon avec un thermomètre. On le fait bouillir jusqu'à ce que son point d'ébullition s'élève à 94° ou 95°. Il est d'abord plus bas, mais bientôt il arrive à ce terme et s'y fixe.

La liqueur restante doit être redistillée avec de l'acide sulfurique concentré, puis soumise de nouveau à l'ébullition.

Enfin on introduit le produit dans une cornue où l'on a mis un peu de chaux éteinte, puis récemment calcinée au rouge, pour lui faire perdre toute son eau d'hydratation. On distille au bain d'eau saturée de sel marin, et l'on a le chloral pur, ou à bien peu de chose près.

Dans la purification du chloral l'acide sulfurique est employé pour séparer l'alcool qui aurait échappé à l'action du chlore. Il retient cet alcool ou le transforme en éther sulfurique. Il s'empare d'ailleurs de l'eau qui accompagnait le chloral brut. En faisant bouillir le chloral traité par l'acide sulfurique, on en sépare de l'acide hydrochlorique, ou de l'éther sulfurique ou même, à la rigueur, de l'alcool, s'il en restait. Enfin, en le rectifiant sur la chaux vive, on s'empare de l'acide hydrochlorique restant, et, pourvu que la température soit ménagée, le chloral hydraté reste dans la cornue, car son point d'ébullition est plus élevé que celui du chloral anhydre.

Il faut éviter l'emploi de l'excès de chaux, ainsi qu'on l'a vu plus haut. En effet, dès que la matière est presque entièrement volatilisée et que la chaux se trouve en présence du chloral, il s'établit une réaction des plus vives. La chaux devient incandescente, et tout le chloral se trouve détruit et remplacé par une huile jaunâtre qui se volatilise.

Il se fait du chlorure de calcium et une matière brune qui reste avec lui dans la cornue.

Préparation de l'hydrate de chloral. — Quand on a du chloral anhydre, il suffit de le mêler avec son volume d'eau pour obtenir le chloral hydraté. Il se dissout avec chaleur, et la liqueur évaporée dans le vide fournit une belle cristallisation de chloral hydraté.

On obtient le même résultat par une évaporation spontanée à l'air.

Le chloral cristallise alors plus régulièrement et affecte la forme rhomboïdale. Il ne faut pas laisser ce produit à l'air trop longtemps, il s'y volatilise à la manière du camphre.

M. Roussin a obtenu un remarquable produit qu'il pensait être de l'hydrate de chloral; mais M. Personne a établi, par analyse et par synthèse que le corps obtenu par M. Roussin résultait de la combinaison du chloral anhydre et de l'alcool. $C^4HCl^3O^2 + C^4H^6O^2$.

M. Mueller a proposé de déterminer la richesse de l'hydrate de chloral en traitant ce produit par la potasse et en dosant le chloroforme produit (*Journal de Pharm.*, mars 1872). A cet effet, on introduit 25 grammes d'hydrate de chloral dans un tube de verre divisé en 10° de c. m. cube, puis on y ajoute en refroidissant, une quantité de potasse un peu plus élevée que la quantité théoriquement nécessaire, on agite le tube doucement et puis vivement. Après quelques heures le chloroforme se sépare et on reconnaît le volume en lisant le nombre de divisions du tube gradué. On trouve ensuite le poids du chloroforme en multipliant par sa densité le volume indiqué par les divisions du tube gradué. L'hydrate de chloral doit fournir théoriquement 72,1 pour 100 de chloroforme.

Fabrication en grand de l'hydrate de chloral. — Le taux de revient de l'hydrate de chloral obtenu par le procédé ordinaire des laboratoires en avait fait un médicament d'un prix assez élevé. En 1869, 1 kilogramme d'hydrate de chloral coûtait 90 thalers (337 fr. 75 c.), mais dès que cette fabrication est passée du laboratoire du chimiste à ceux de l'industrie le prix est rapidement tombé à 3 thalers (11 fr. 25 c.).

Voici quel est le procédé que suit M. Detseny (1). L'opération consiste à faire passer un courant de chlore dans de l'alcool à 96 p. 100 au moins. Le chlore est produit au moyen de l'acide chlorhydrique et du bioxyde de manganèse dans de grands pots d'argile de 4 à 5 pieds de hauteur. L'oxyde de manganèse les remplit à moitié. Le chlore qui s'en dégage arrive par un tube de verre et de plomb dans une bonbonne contenant 120 à 150 litres d'alcool, laquelle communique avec une autre bonbonne destinée à l'absorption de l'acide chlorhydrique produit par la réaction.

Le dégagement de chlore est continué jour et nuit, sans interruption, pendant douze à quatorze jours, jusqu'à ce que l'alcool atteigne une température de 60° à 70° et une densité de 41° Baumé. Cette opération exige beaucoup de soins et une certaine habitude, tout particulièrement lorsqu'il s'agit de renouveler le liquide de l'appareil à chlore et d'appliquer le lut. Celui-ci consiste en un mélange de farine de

(1) *Polyt. Journal*, 1873, t. CCIX, p. 225 d'après Ackerman, *Gewerbezeit*, 1873, p. 28.

son (recoupes) et d'eau. Rarement on charge le couvercle de l'appareil avec des poids.

Une fabrique de Berlin dispose de quarante appareils à chlore, à l'aide desquels elle produit chaque jour trois bonbonnes de chloral (environ 500 livres).

Le poids de l'alcool, après l'action du chlore s'élève de 300 à 400 livres ; on introduit ce liquide dans un alambic de cuivre doublé de plomb avec son poids d'acide sulfurique à 66°, et on le chauffe doucement jusqu'à l'ébullition, au moyen d'un feu de bois. Il se dégage de l'acide chlorhydrique dans une assez grande proportion, et, peu à peu, des vapeurs de chloral qui se condensent dans un réfrigérant. La distillation est continuée tant qu'il passe des vapeurs chlorhydriques ; elle dure sept à huit heures pour 150 livres de chloral. Cette opération détruit en même temps l'alcoolate de chloral. Au commencement de la distillation, le thermomètre marque 95° 96° centigrades ; quand la température s'est élevée à 100° tout le chloral est passé.

On soumet ce chloral à une seconde rectification dans un alambic de cuivre également doublé de plomb ; mais auparavant, on neutralise l'acide chlorhydrique qu'il retient encore avec de la craie lavée. Cela fait le chloral est introduit dans un ballon de verre, où pour chaque 4 livres de chloral, il reçoit 5 1/2 loths (81 gr. 16) d'eau distillée, on agite le mélange vivement et longtemps. Puis, selon les besoins, on le verse dans des vases de grès remplis de chloroforme au tiers de leur hauteur pour le faire cristalliser, ou bien on le coule dans des vases de porcelaine plats, où il se solidifie en plaques très-recherchées par les Américains ; on brise celles-ci avant de les livrer au commerce dans des vases de grès.

La cristallisation au moyen du chloroforme exige au moins huit jours. On débarrasse les cristaux de leurs eaux-mères à l'aide d'un appareil à force centrifuge, puis on les dessèche dans une étuve chauffée par la vapeur. Les eaux-mères servent à une nouvelle cristallisation, de la même façon que le chloroforme.

J'ai dit précédemment qu'une bonbonne était destinée à la condensation de l'acide chlorhydrique dégagé de la bonbonne à alcool. Au-dessous de la couche d'acide chlorhydrique M. Kramer a constaté la présence d'un liquide éthéré, constitué par un mélange de chlorure d'éthylène et de chlorure d'éthylide. Ce dernier composé a été examiné par M. O. Liebreich, qui lui a reconnu des propriétés anesthésiques. La séparation de ces deux éthers s'effectue, suivant la méthode ordinaire, par distillations fractionnées dans un alambic de cuivre. L'acide chlorhydrique doit être préalablement exactement saturé par la soude ou la potasse, et les produits desséchés sur du chlorure de calcium. La séparation nette de ces deux éthers est difficile, bien que leurs points d'ébullition diffèrent de 23° centigrades.

Étude physiologique du chloral. Absorption et élimination. — Introduit dans l'estomac en solution étendue (1 gramme, par exemple, dans une ou deux cuillerées d'un julep gommeux), le chloral n'irrite pas les parois stomacales ; il est absorbé avec la plus grande facilité. Puis, au contact du sang qui contient du bicarbonate de soude, il se dédouble en formiate de soude et en chloroforme. Le formiate, d'après des expériences citées précédemment se transforme à son tour en bicarbonate de soude, de sorte que le sang récupère le sel alcalin employé dans la décomposition du chloral, et qu'en définitive, il n'y a bientôt de nouveau dans le sang que le chloroforme qui a pris naissance.

Ce dédoublement du chloral admis par Liebreich, sans qu'il en eût donné la preuve expérimentale, a été vivement contesté. En effet, si rien n'est plus facile que d'observer cette métamorphose dans un verre à expérience, au contact de la potasse et de la soude ou de leurs carbonates dissous dans l'eau, il n'en est pas de même dans le sang. Chez les animaux soumis à l'influence du chloral, on ne peut percevoir l'odeur du chloroforme, ni dans les produits respiratoires, ni dans leur sang. Bouchut, se fondant sur des expériences qui ne sont pas tout à fait rigoureuses, avait déjà cherché à confirmer le dédoublement ; mais la question a été résolue d'une manière complète par Personne. Ce chimiste, dirigeant un courant d'air dans le sang provenant d'un chien qui avait reçu du chloral, et faisant passer ensuite cet air, à travers un tube contenant une solution de nitrate d'argent, obtint un précipité de chlorure d'argent, ce qui indiquait que du chloroforme s'était dégagé et avait été décomposé par la chaleur en donnant du chlore. On s'était assuré que la réaction n'était pas due à du chloral qui aurait été entraîné par le courant d'air.

En résumé : le chloral se dédouble, sous l'influence du bicarbonate de soude contenu dans le sang, en chloroforme et en formiate de soude (Personne), et le formiate se métamorphose en bicarbonate de soude (Rabuteau).

Effets du chloral. — Lorsque cet agent est administré à faible dose, à celle de 50 centigrammes, par exemple, toutes les heures, sa métamorphose paraît s'opérer peu à peu d'une manière complète, de sorte que les effets obtenus sont identiques avec ceux du chloroforme absorbé par la voie gastro-intestinale. En effet, administrer du chloral d'une manière continue, c'est maintenir, également d'une manière continue, l'organisme sous l'influence du chloroforme. On n'obtient donc jamais une anesthésie aussi profonde que celle qu'on peut provoquer par des inhalations de chloroforme ; on n'observe le plus souvent, que de l'hypnotisme avec ralentissement de la circulation et de la respiration. Ces derniers effets, et même une anesthésie plus ou moins avancée, peuvent s'observer facilement, soit chez les animaux à sang chaud, soit chez les grenouilles *pendant l'été*. Lorsque la dose est un peu forte, on voit, à un ralentissement progressif du cœur, succéder l'arrêt de cet organe. La mort arrive, comme sous l'influence du chloroforme, c'est-à-dire par syncope, lorsque le cerveau et la moelle épinière étant déjà frappés, les ganglions intracardiaques se sont paralysés à leur tour. En effet, une action sur le pneumogastrique ne peut être invoquée pour expliquer la mort puisque, lors même que ce nerf est coupé, le cœur cesse de battre. On ne peut invoquer non plus, suivant Liebreich, une influence sur la musculature de cet organe, attendu que l'influence d'un excitant étranger peut ramener les mouvements lorsqu'ils viennent de s'éteindre.

Mais la scène est toute différente lorsque le chloral est administré à trop haute dose, ou, d'une manière générale, lorsque cet agent se trouve, à un moment donné, dans le sang en quantité telle qu'il ne puisse se transformer totalement en chloroforme et en formiate. L'organisme contient alors deux corps au lieu d'un seul ; or, comme le chloral est toxique par lui-même, ce sont ses effets qui l'emportent sur ceux du chloroforme et, s'il est en quantité suffisante il détermine un genre de mort tout différent de celui que provoque ce dernier. On observe à des degrés variables les symptômes toxiques que produit le *bromal*, substance qui ne se dédouble pas dans le sang, ou ne s'y dédouble que très-difficilement en bromoforme et en formiate. L'anesthésie est alors remplacée par une excitation remarquable. On remarque au lieu du ralentissement du cœur, une accélération de cet organe ; au lieu d'une anémie du système nerveux, une congestion de ce même système. Les poumons sont eux-mêmes congestionnés par suite de l'action irritante du chloral, qui s'élimine partiellement en nature par les voies respiratoires, les reins sont également hypérémiés, parce que le chloral qui existe à haute dose dans l'organisme, et qui ne peut se transformer en chloroforme, peut s'éliminer aussi par les voies rénales. Ce sont ces accidents qui ont induit en erreur certains expérimentateurs, parce qu'ils n'avaient pas assez varié leurs recherches. Ainsi Gubler, ayant vu que les grenouilles, sous la peau desquelles il avait introduit du chloral, ne présentaient que des phénomènes d'excitation sans anesthésie, conclut que le chloral agissait par des propriétés *sui generis*, qu'il ne produisait nullement les effets du chloroforme, et il en rejeta le dédoublement. Cet expérimentateur était à la fois dans le vrai et dans l'erreur, parce qu'il a opéré pendant l'hiver ; la température basse ne permettant pas la décomposition du chloral chez les grenouilles, comme je m'en suis assuré en expérimentant d'abord l'hiver, puis, avec le docteur Napieralski, pendant l'été. Nous avons alors constaté les résultats obtenus par Liebreich sur ces mêmes animaux (Rabuteau).

THÉRAPEUTIQUE DU CHLORAL.

Nous ne crôyons pouvoir mieux faire que de rapporter ici *in extenso* le travail remarquable que M. le professeur Gubler vient de publier sur la thérapeutique du chloral, dans le *Journal de pharmacie et de chimie* (nos de juillet, août et septembre 1873) en y joignant un extrait de son article sur l'*antidotisme et l'antagonisme thérapeutique* (*Bulletin de thérapeutique*, 15 juin 1873) pour ce qui a trait au chloral. On remarquera que les opinions de l'auteur sur l'action physiologique du chloral (elles servent naturellement de base à la thérapeutique) sont absolument contraires à celles que nous avons empruntées aux travaux récents de M. Rabuteau. Dans une question qui ne nous paraît pas résolue, nous avons tenu à mettre en présence les pièces du procès, en laissant au lecteur le soin de conclure lui-même en attendant que le dernier mot ait été dit sur l'action complexe du médicament nouveau qui nous occupe.

« En 1869, le chloral faisait avec éclat son entrée dans la matière « médicale et recevait de toutes parts l'accueil le plus empressé. De- « puis lors son succès ne s'est pas ralenti, et, dans l'espace de quatre « ans, il a conquis sa place dans les agents thérapeutiques les plus « employés. Des volumes ont été publiés en l'honneur du nouveau « médicament, dont les applications plus ou moins heureuses sont « devenues innombrables.

« Assurément une telle vogue ne peut que décroître, et par degrés « les usages du chloral se restreindront dans un cercle étroit qu'il est « permis dès maintenant de déterminer; mais il n'en est pas moins « vrai que cette substance, douée de propriétés remarquables, « constitue une bonne acquisition pour l'art de guérir.

« En cela les prévisions d'Oscar Liebreich se trouveront réalisées. « Nous n'en pouvons pas dire autant des inductions qui ont conduit « ce chimiste distingué à prédire que le chloral introduit dans l'éco- « nomie y deviendrait une source de chloroforme et qu'il agirait « simplement en cette qualité.

« Dès leurs premiers pas dans la voie expérimentale, les observa- « teurs français se sont aperçus de la méprise. M. Demarquay d'abord, « puis MM. Léon Labbé et Etienne Goujon, MM. Dieulafoy et « Krishaber ont vu que la manière d'agir du chloral est différente « de celle du chloroforme. Plus tard, M. le docteur Ferrand (de « Lyon), mon savant collègue M. Giraldès, le regretté Liegeois, ont « apporté chacun des faits à l'appui de cette distinction qui est admise

« aujourd'hui par un certain nombre de médecins étrangers, notam-
« ment par Giovanni et Ranzoli, en Italie, et en Allemagne même par
« Rajeski, Heidenhains, Rudolph, Arndt et Wesphal.

« J'ai moi-même, dès l'automne de 1869, fait des expériences con-
« cluantes dans ce sens, et, l'année suivante, je développai dans mon
« cours la doctrine de l'*autonomie du chloral*, exposée d'après mes
« leçons dans le travail distingué de M. le docteur John Faure (thèse
« de Paris, 1870).

« Il faut pourtant reconnaître que la majorité du public médical
« s'est rangée du côté de O. Liebreich dont l'idée simple, facile à
« comprendre, a été adoptée aussi par plusieurs savants expérimen-
« tateurs ou cliniciens (B. W. Richardson, Horand et Peuch, Wil-
« lième, etc.), mais surtout par des chimistes d'une habileté recon-
« nue (Personne, Roussin, Byasson et Follet). Le *Journal de*
« *pharmacie* enregistrait dernièrement encore une note de M. Byas-
« son confirmative des opinions auxquelles l'avaient conduit ses
« premières expériences.

« Le nombre et la valeur de ces autorités me fait désirer de soumettre
« à une discussion sérieuse les principaux arguments invoqués en faveur
« de la théorie de la *transformation* par O. Liebreich et ses adhérents.

« A la conception hypothétique de l'ingénieux chimiste de Berlin,
« je pourrai *a priori* opposer les effets suspensifs de l'*action incarcé-*
« *rante* de l'albumine qui met obstacle, dans un si grand nombre de
« circonstances, au jeu ordinaire des affinités chimiques ; mais je pré-
« fère examiner les preuves apportées à l'appui de la doctrine que je
« combats. D'abord on a cru reconnaître dans l'haleine l'odeur du
« chloroforme et non celle du chloral. MM. L. Labbé et E. Goujon
« n'ont jamais rien constaté de semblable, ni moi non plus. Le fait
« reste donc au moins douteux.

« Un argument plus valable est le suivant. Le sang, dit-on, ren-
« ferme une proportion plus ou moins considérable de chloroforme,
« facile à démontrer par une simple réaction chimique. En distillant,
« non pas à 100° comme on le faisait à tort dans les premiers temps,
« mais à 40° seulement, ce qui ne s'éloigne pas beaucoup de la tempé-
« rature normale du sang chez l'homme, la vapeur de chloroforme se
« décompose dans un tube de porcelaine rougi au feu ; du chlore et
« de l'acide chlorhydrique prennent naissance et vont plus loin for-
« mer dans une solution de nitrate d'argent un précipité de chlorure
« d'argent caractéristique.

« Or, cette opération ne serait parfaitement démonstrative qu'à la
« condition d'avoir établi préalablement l'impossibilité d'obtenir les
« mêmes résultats avec le chloral dans les mêmes conditions. Mais
« la preuve n'est pas fournie. On voit même dans les expériences de

« MM. Horand et Peuch des particularités qui feraient croire le con-
« traire. En distillant une solution de *chloral*, ces expérimentateurs
« distingués ont obtenu un *précipité* au commencement et surtout à
« la fin de l'opération. Seulement, ils supposent que c'est le résultat
« d'un entraînement mécanique et concluent qu'à 40° le chloral n'émet
« pas de vapeur, ce qui a lieu de surprendre de la part d'un corps
« plus volatil que l'eau puisqu'il bout à 95°.

« Les recherches des chimistes sur le sang, directement additionné
« de chloral après son extraction de la veine, ou bien retiré d'un ani-
« mal à qui de fortes doses de chloral avaient été administrées, ne
« sont pas plus décisives en faveur de la nécessité d'une métamor-
« phose. MM. Horand et Peuch ne sont parvenus à déceler dans le
« sang des animaux chloralisés qu'une *minime quantité de chloroforme*,
« hors de proportion avec la dose de chloral introduite dans l'orga-
« nisme. Rien n'autorise par conséquent, à considérer la transforma-
« tion préalable comme la condition *sine qua non* de l'action physiolo-
« gique du nouveau médicament.

« D'ailleurs la transformation du chloral en chloroforme n'est pas
« aussi facile qu'on se plait à le croire. Sans doute un alcali caustique,
« ajouté à une solution de chloral, fait instantanément apparaître
« l'odeur de chloroforme ; mais je n'ai pas réussi à la développer, et
« conséquemment à acquérir la preuve de la transformation, en met-
« tant le chloral en contact avec des liquides assez fortement alcalins
« comme l'eau de Vichy naturelle et même la solution dite de Vichy
« des hôpitaux. A plus forte raison n'ai-je obtenu que des résultats
« négatifs avec le sérum du sang, le sang des ventouses, celui d'une
« saignée, d'une épistaxis et d'une hémoptysie, ainsi qu'avec la salive
« normale et des mucus alcalins. Ces expériences faites à l'hôpital
« Beaujon ont eu pour témoin MM. Bourdillat, Dhelly, Fernet,
« E. Labbé, Landrieux, Rigal, etc. Elles sont d'ailleurs confirmées
« par l'observation de MM. Horand et Peuch qui constate que le
« mélange de sang et d'hydrate de chloral n'exhalent aucune odeur
« de chloroforme.

« En résumé, l'alcalinité des humeurs de l'économie, sang compris,
« ne paraît pas assez forte pour déterminer une transformation bien
« active du chloral en chloroforme. De plus, la recherche directe de
« ce dernier composé dans le sang, n'en fait retrouver que de minimes
« proportions. Dès lors la théorie de O. Liebreich est peu vrai-
« semblable. En outre, l'étude comparative des effets des deux agents
« sur les animaux et sur l'homme va nous montrer que cette opinion
« ne s'accorde pas avec les faits bien observés.

« Ayant soumis des grenouilles, les unes à l'action des vapeurs de
« chloroforme, ou bien à des injections de cet anesthésique, les autres

« à des injections de solution d'hydrate de chloral, ou au contact des
« vapeurs de chloral anhydre, j'ai pu m'assurer que dans les deux
« catégories de cas les effets sont très-différents. On s'en fera une
« juste idée d'après le résumé suivant :

« *1° Injections sous-cutanées.*

« *Hydrate de chloral.* — Irritation locale s'étendant par le fait de
« l'imbibition du tissu cellulaire. Puis, phénomènes généraux. Rigidité
« comme cadavérique rapide.

« *Chloroforme.* — Pleurosthotonos, opisthtotonos. Ensuite, phéno-
« mènes généraux ci-dessous décrits.

« *2° Inhalations ou absorption cutanée.*

« *Chloral anhydre.* — Irritation périphérique violente, excitation
« extrême et prolongée. L'animal se défend énergiquement. Cepen-
« dant, ralentissement et affaiblissement rapide des contractions car-
« diaques. Cessation des battements du cœur, le ventricule en diastole
« énorme. Sensibilité tactile émoussée, déjà insensibilité et des mou-
« vements volontaires et réflexes, avec conservation de la sensibilité
« cornéale. Catalepsie. Quelques fois encore mouvements réflexes en
« apparence volontaires. Mort réelle.

« *Chloroforme.* — Irritation légère ou nulle. Peu ou point d'exci-
« tation. L'animal demeure calme. Ralentissement et affaiblissement
« graduels du rythme cardiaque. Abolition de la sensibilité cornéale.
« Mort apparente, mais persistance de quelques rares battements du
« cœur. Recouvrance.

« Il est superflu d'insister sur les profondes dissemblances pharma-
« codynamiques manifestées dans ce double tableau. L'écart est si
« considérable que pour identifier ces deux syndrômes, il faudrait
« violenter les faits.

« L'observation clinique conduit au même résultat : elle nous montre
« le chloroforme inefficace là où réussit le chloral, et réciproquement;
« elle fait ressortir les actions électives ou prédominentes de l'un et
« de l'autre agent, et leur assigne leur indication particulière. Ainsi
« M. le docteur Ferrand trouve le chloroforme impuissant contre la
« toux spasmodique d'une coqueluche qui cède bientôt à l'emploi du
« chloral.

« M. Giraldès parvient à endormir par le chloral, des enfants que
« le chloroforme jetait dans un état de surexcitation prolongée. Enfin,
« tous les praticiens savent maintenant que les effets hypnotiques de
« l'hydrate de chloral sont incomparablement plus rapides, plus
« intenses, plus prolongés et plus certains que ceux du chloroforme
« dont l'action, par l'intermédiaire des premières voies, se borne
« peut-être à calmer les douleurs qui s'opposaient au sommeil, par

« exemple chez les sujets empoisonnés par le plomb et dans quelques
« autres cas morbides.

« La soudaineté des effets somnifères du chloral est même l'un des
« meilleurs arguments à opposer à la doctrine du promoteur de cet
« agent thérapeutique ; car, si la transformation en chloroforme était
« indispensable, l'action d'une dose déterminée de chloral devrait non
« seulement être inférieure à celle d'une égale quantité de chloro-
« forme, mais encore moins rapide et d'un développement graduel,
« en rapport avec la mise à nu des proportions croissantes du principe
« réellement actif. La progression devrait même s'effectuer avec une
« grande lenteur et se déployer suivant une courbe surbaissée, vu la
« difficulté de la métamorphose.

« D'après Richardson, il ne se décomposerait dans le sang que
« 5 à 7 grains (35 à 40 cent.) de chloral par heure, donnant naissance
« à environ 25 ou 30 centigrammes de chloroforme ; en conséquence
« les choses devraient se passer comme si l'on administrait toutes les
« heures pareille dose de ce dernier médicament, et l'effet devrait
« s'accroître par degrés en raison de l'accumulation des doses et aussi
« de l'accumulation d'action. Or, il n'en est rien. Avec 2 grammes de
« chloral, l'hypnotisme profond est obtenu au bout d'une demi-heure,
« alors qu'il n'y aurait encore, selon le calcul de l'expérimentateur
« anglais, que 3 à 6 grains de chloral décomposés.

« Expliquera-t-on, par l'*état naissant*, cette suractivité énorme attri-
« buée à 15 ou 30 centigrammes de chloroforme. Cette hypothèse de
« MM. Horand et Peuch, évidemment inacceptable quand il s'agit de
« rendre compte des actions différentes des deux substances, n'est
« pas plus admissible dans le cas présent. En effet, s'il était vrai
« qu'un quart de gramme de chloroforme naissant eut le pouvoir de
« plonger un homme dans une narcose si profonde, une dose huit fois
« plus massive dégagée successivement ne manquerait pas de produire
« des effets toxiques et mêmes mortels. Mais non, tout se borne à un
« sommeil de plusieurs heures, calme, complet, et ne laissant, à sa
« suite, guère plus de malaise que le sommeil naturel.

« Voilà précisément ce qui fait la valeur du chloral, et ce qui lui
» assure un rang distingué parmi les agents de la médication hypno-
» tique.

« Ainsi la prévision de Ōscar Liebreich accueillie surtout par les
« chimistes ne se vérifie pas, ou du moins la métamorphose du chloral
« en chloroforme ne s'effectue que pour une très-faible partie et
« presque tout le chloral introduit agit en qualité de chloral.

« L'obstacle apporté par l'albumine du sérum à la réalisation d'un
« grand nombre de phénomènes chimiques indiqués par la théorie ;
« d'autre part, la nécessité d'une dose forte d'alcali pour obtenir la

« transformation en chloroforme : voilà deux circonstances qui, avant
« toute expérimentation, pouvaient faire douter des résultats annoncés
« par le promoteur du chloral. Mais la discussion approfondie des
« faits observés dans le laboratoire ou la clinique, transforme pour
« nous cette présomption en démonstration scientifique.

« Les partisans les plus convaincus de la métamorphose avouent
« qu'ils ne peuvent retrouver dans le sang qu'une *minime* proportion
« de chloroforme et que l'odeur de ce composé ne se dégage pas du
« sang auquel on mêle du chloral. Où donc est la preuve de la trans-
« formation totale ou du moins presque complète que suppose la
« théorie? Or, cette preuve serait d'autant plus indispensable que la
« théorie de Liebreich est en contracdiction flagrante avec les faits
« cliniques bien observés, établissant, selon moi, des différences fon-
« damentales entre les effets pharmacodynamiques des deux substances :
« différences telles qu'elles ne sauraient s'expliquer ni par un frac-
« tionnement de doses, ni par l'*état naissant*, mais seulement par
« deux actions physiologiques essentiellement distinctes.

« En définitive, tandis que le chloroforme est le plus puissant des
« anesthésiques et un somnifère de peu de valeur, le chloral, au con-
« traire, jouit d'un pouvoir hypnotique comparable à celui de l'opium
« et ne donne lieu à la perte de la sensibilité qu'au moment où il
« menace l'existence, principalement en qualité de poison du cœur.

« Ceci me conduit à faire connaître une particularité remarquable
« de l'action toxique du chloral observée par M. le docteur Ernest
« Labbé et par moi dans les expériences que nous avons faites à l'hôpi-
« tal Beaujon en 1869 et dont j'ai rendu témoins, l'année suivante, les
« auditeurs du cours de thérapeutique à l'école de médecine.

« Cherchant à nous rendre compte du procédé suivant lequel
« s'exerce l'influence nocive du chloral sur le cœur, nous avons été
« conduits à pratiquer la section transversale du bulbe. Or, nous
« avons vu, non sans surprise, que les grenouilles qui avaient subi
« cette effroyable mutilation résistaient beaucoup plus longtemps que
« les autres aux effets toxiques du chloral. Il était évident d'après cela
« que le nouvel agent exerce son influence paralysante sur le cœur,
« sinon exclusivement, du moins principalement par l'intermédiaire
« du bulbe spinal.

« Il n'est pas facile de donner l'explication de ce phénomène phy-
« siologique; mais le fait me paraît incontestable et méritait d'autant
« plus d'être signalé qu'il m'a permis de prévoir les principales *contre-*
« *indications* du chloral, avant qu'aucun accident eut été enregistré
« par les praticiens.

« En 1870, j'avais mis en garde contre les inconvénients que devait
« avoir le chloral chez les sujets atteints de troubles de l'innervation

« cardiaque, caractérisés par l'affaiblissement des contractions, des
« palpitations ou des intermittences. Plus tard l'expérience est venue
« justifier mes appréhensions, et quoique H. Waters, Ogle, Peyers,
« W. Strange aient paru retirer quelques avantages du chloral dans
« quelques cas d'affections cardiaques, on sait aujourd'hui que les
« lésions du centre circulatoire sont celles qui fournissent le plus
« d'accidents mortels à la suite de l'administration du nouvel hypno-
« tique. Des cas malheureux ont été observés par Waters lui-même,
« par Liebreich, Davreux (de Liége), Andrew, Dunlop, Habershorn,
« Meldola, Smallmann. Une prudente réserve est donc de rigueur chez
« les névropathes : fumeurs, opiophages, goutteux, alcooliques, ainsi
« que chez les sujets atteints de lésions de la moelle allongée et des
« parties circonvoisines, ou bien d'altérations organiques du cœur,
« surtout lorsqu'elles sont parvenues à la période d'asystolie.

« Mais les accidents dus au chloral se sont montrés en dehors de ce
« cadre morbide ; on en a signalé dans les cas de névrose, de névral-
« gie, d'insomnie, d'aliénation, de rhumatisme, de phthisie, d'épuise-
« ment, de rash ortié, de fausse couche, etc. Il s'en faut bien d'ailleurs
« que les accidents de ce que nous appelons le *chloralisme* soient tou-
« jours graves ; les symptômes, par lesquels se traduit l'action exagérée
« du médicament, sont aussi variables pour l'intensité que pour la
« forme.

« On doit distinguer un *chloralisme aigu* et un autre *chronique*. Le
« premier peut être léger ou grave et même mortel.

« Dans la forme légère, on observe des vomissements, surtout si
« le sujet est debout, des vertiges, de l'hébétude et de la perte des
« forces et, consécutivement, des éruptions diverses : érythème, rash
« scarlatiniforme, inflammations coïncidentes des muqueuses ; tous
« les phénomènes de la paralysie du grand sympathique avec purpura,
« urticaire, etc.

« Dans la forme grave on observe de la pâleur, des troubles de la
« vue, des sueurs froides, la faiblesse et la dépressibilité du pouls, la
« stupeur, le coma, la mydriase, des convulsions toniques tétaniformes
« et la mort.

« Cette terminaison funeste est imputée par tous les observa-
« teurs (Jolington, Fréd. Webb, Waters) à la dépression ou à la
« paralysie du cœur, comme l'indiquait d'avance l'action physiologique
« établie par les expériences dont nous avons parlé plus haut.

« Le *chloralisme chronique* a été vu particulièrement par Smith (de
« Baltimore) qui a noté, dans quatre cas, des accidents semblables à
« ceux de l'ergotisme et consistant en hyperesthésie, malaise général,
« desquamation épidermique des doigts, ulcérations superficielles
« autour des ongles, anasarque, albuminuerie, affaiblissement du cœur

« et embarras de la respiration. Deux fois, dans ces quatre cas, les
« accidents se sont terminés par la mort.

« On préviendra les fâcheux effets du chloralisme chronique en
« évitant d'administrer trop longtemps le remède. Quand au chlora-
« lisme chronique grave, il sera combattu par les moyens suivants :
« réfocillation ou caléfaction par tous les moyens en usage ; flagella-
« tion ; titillation de la muqueuse nasale ; dont la sensibilité persiste
« plus que celle des autres régions accessibles ; olfactions d'odeurs
« stimulantes (acide acétique, ammoniaque) ; respiration artificielle ;
« enfin inhalations d'oxygène à l'aide de l'appareil de Limousin.

« D'autres contre-indications du chloral se tirent de la répugnance
« invincible qu'il inspire à quelques personnes, de son intolérance et
« des vomissements qu'il provoque, et surtout de l'état inflammatoire
« ou ulcéreux de l'estomac qui serait exaspéré par le contact de ce
« corps irritant.

« Parlons maintenant des nombreuses applications thérapeutiques
« du chloral.

« 1° Du chloral comme modificateur local.

« Le chloral a été appliqué en qualité d'*anodyn*, soit sur les mu-
« queuses, dans la gastralgie, l'entéralgie et la proctalgie ; mais il peut
« nuire si la douleur accompagne une inflammation avec ou sans perte
« de substance : soit sur la peau, dans les cas de névralgie, de pleuro-
« dynie, de rhumatisme. Ici il se montre à peu près toujours insuffi-
« sant, hormis peut-être le cas d'odontalgie avec carie dentaire,
« et le chloroforme doit presque invariablement lui être préféré.

« Le chloral a été aussi recommandé par quelques chirurgiens
« comme modificateur topique des plaies. C'est un stimulant, un irri-
« tant même qui devient utile quand on a affaire à un ulcère blafard
« et qu'il faut animer.

« Il rend aussi des services, d'après Fr. Accelleta, contre les ulcères
« primitifs syphilitiques, mais par un autre mécanisme : la suppression
« du virus. En effet, le chloral est non-seulement un coagulant des
« matières albuminoïdes, un altérant chimique, mais encore un poison
« véritable pour les épithéliums à cils vibratiles (Richardson), ce qui
« permettait de lui assigner, sans plus ample information, une place
« parmi les substances antifermentescibles, antiputrides et antizymo-
« tiques. Aussi vient-il d'être proposé comme antiseptique par
« MM. Dujardin-Beaumetz et Hirne (1).

(1) M. Personne a communiqué, le 8 février 1874, à l'Académie des sciences, un
long et intéressant mémoire sur l'action antiseptique et antifermentescible du chloral : il envisage surtout la question au point de vue chimique et constate que le
chloral peut se combiner avec les matières albuminoïdes et former avec elles des
composés imputrescibles.   E. H.

« **2° Du chloral comme anesthésique.**

« Liebreich, et quelques-uns des premiers observateurs venus à sa
« suite, se sont fait à cet égard d'étranges illusions en grande partie
« dissipées. Quelques médecins cependant attachent encore de l'im-
« portance à l'action anesthésique du chloral. A la vérité, certains
« résultats expérimentaux semblent justifier leur confiance. M. Car-
« ville, par exemple, a vu que pendant le sommeil chloralique aucune
« excitation ne parvenait à émouvoir la circulation. De son côté, notre
« distingué confrère, M. le professeur Oré (de Bordeaux), ayant
« injecté le chloral dans les veines, a obtenu chez l'animal une insen-
« sibilité de cadavre et proclame cet agent le plus puissant anesthé-
« sique. Ces faits, je les accepte ; mais quelle conséquence peut-on
« tirer au point de vue des applications à la thérapeutique ? Au-
« cune, attendu que quand le chloral anesthésie profondément, il
« tue (1).

« Après avoir déclaré, au nom de l'expérience, que le chloral ne
« peut amener l'insensibilité sans compromettre la vie, je n'ai pas
« besoin d'insister davantage pour faire rejeter son emploi comme
« anesthésique. Fulminer un arrêt de proscription en règle, ce serait
« faire injure, je ne dis pas aux sentiments, mais au simple bon sens
« médical.

« Mais s'il est défendu de chercher l'anesthésie chirurgicale com-
« plète à travers les terribles dangers du chloralisme toxique, ne
« pourrait-on du moins se servir utilement du chloral pour produire
« un certain degré d'insensibilité et alléger ainsi les souffrances des
« opérés ? Je n'hésite pas à répondre négativement, par ces deux rai-
« sons : premièrement, que le résultat ne pourrait être obtenu à
« volonté ; et en second lieu, que si l'on voulait aller au-delà de
« l'hypnotisme aucune précaution ne mettrait à l'abri des accidents
« funestes occasionnés par les doses relativement exagérées du nou-
« veau médicament.

« Les effets anesthésiques du chloral sont tellement effacés qu'ils
« ont été niés par MM. Demarquay, Giraldès, Léon Labbé et d'autres
« chirurgiens français. En Allemagne aussi le doute s'est emparé de
« quelques bons observateurs. Nüssbaum avoue qu'ayant administré
« vingt fois le chloral avant de pratiquer des opérations, il n'a vu
« qu'une seule fois l'anesthésie, et c'était chez une femme profondé-
« ment débilitée. Toutefois, les patients ne souffrirent pas beaucoup,

---

(1) Cette assertion est en contradiction avec les faits que M. Oré a communiqué
récemment (février 1874) à l'Académie des sciences : loin de déterminer la mort
le chloral employé en injection veineuse a eu pour conséquence la guérison d'un
cas de tétanos traumatique.   E. H.

« ce qui s'explique un peu par une légère action stupéfiante sur les
« nerfs du sentiment, et surtout par l'état d'hypnotisme dans lequel ils
« étaient plongés.

« A ce double titre le chloral peut devenir le palliatif d'un grand
« nombre d'affections douloureuses, particulièrement de celles qu'on
« englobe sous la dénomination de névralgies et qui mériteraient
« d'être divisées en névralgies proprement dites, affectant un rameau
« nerveux et ses subdivisions, et en *odynies* constituées par des altéra-
« tions de sensibilité douloureuses, qui occupent une région tégumen-
« taire ou parenchymateuse, dont la circonscription ne paraît nulle-
« ment déterminée par les limites d'un territoire nerveux. A cette
« dernière classe appartiennent la dermalgie de Beau, la cystalgie ou
« névralgie du col vésical, la gastralgie et ce que j'ai nommé provi-
« soirement les névralgies acrodyniques.

« Parmi les névralgies proprement dites ou les *algies*, comme on
« dit quelquefois, je citerai la névralgie trifaciale et la sciatique. Le
« chloral rend des services contre ces divers états morbides ainsi que
« contre les coliques hépatiques, néphrétiques, utérines ; contre les
« douleurs du cancer, de la goutte et du rhumatisme, la pleurodynie,
« les crampes douloureuses, etc.

« 3° *Du chloral comme antispasmodique.*

« Liebreich lui-même l'a trouvé peu utile dans l'hystérie. Le chlo-
« ral s'est montré plus efficace contre les toux spasmodiques et spécia-
« lement contre les quintes de la coqueluche dont il a réussi à diminuer
« le nombre ainsi que l'intensité (Al. Maxwell, Rougeot, Ch. Mur-
« chison, W. J. Smith, K. Lorey) sans exercer aucune influence sur
« la durée de la maladie.

« Relativement à la chorée, les résultats sont contradictoires.
« M. le docteur Rougeot annonce des succès remarquables : sous l'in-
« fluence du chloral, la durée moyenne de l'affection dans treize cas
« n'aurait été que de dix-huit jours tandis que, d'après notre con-
« frère, elle serait de trente-neuf jours avec le bromure de potassium.
« A cette brillante série nous pouvons opposer les observations beau-
« coup moins satisfaisantes de Cantani, Russell, Carenthers, W. Ham-
« mond, qui n'ont obtenu que du calme, de l'amélioration, et voilà
« tout. Althaus se résume dans cette proposition : que le chloral est
« un peu supérieur à l'oxyde de zinc ou à l'arséniate de fer, ce qui
« n'est pas beaucoup dire. Encore Hassewicz a-t-il vu réussir l'arsé-
« niate de soude là où le chloral avait échoué, et, dans ce cas, ce
« dernier a paru donner lieu à des phénomènes asphyxiques. En
« somme, il ressort de l'ensemble des faits publiés que le chloral
« n'aurait ni l'efficacité ni surtout l'innocuité du bromure alcalin ; son

« influence ne s'exercerait pas directement sur le siége du mal, mais
« il amènerait le calme en procurant le sommeil.

« 4° Du chloral dans l'hydrophobie.

« Comme tous les agents énergiques, le chloral a été essayé contre
« la plus terrible, la plus inéluctable de toutes les maladies conta-
« gieuses : la rage. Mais nous pensons qu'il n'a réussi que contre
« l'hydrophobie symptomatique.

« Le jeune enfant de douze ans guéri par Nicholson était certaine-
« ment dans ce cas, et je ne doute pas que le docteur Sainter n'ait eu
« affaire à une névrose spontanée, accompagnée d'horreur pour l'eau :
« symptôme bien naturel chez un *enragé buveur* de wisky. A part les
« habitudes d'ivrognerie du sujet, révélées par le docteur Vaux dans
« la discussion à laquelle le fait donna lieu, nous trouvons encore
« dans la description du docteur Sainter des particularités qui rendent
« peu vraisemblable l'existence d'une hydrophobie rabique : c'est
« d'une part l'envie de mordre, qui, contrairement au préjugé popu-
« laire, n'existe jamais chez l'homme, et, d'autre part, cet état convul-
« sif effrayant, pendant lequel le malade se débattait si furieusement
« qu'il ne fallait pas moins de dix hommes pour le maintenir. Les
« accès de rage ne donnent pas lieu à tant de fracas.

« Tous les faits observés en Angleterre par Henry W. T. Ellis et
« Th. Smith, en France par Liouville sont complétement négatifs.
« Notre compatriote n'a pas même pu obtenir la moindre sédation
« chez son infortuné rabique.

« 5° Du chloral dans l'épilepsie, l'éclampsie et les accouchements.

« Contre une violente attaque d'épilepsie, le chloral serait manifes-
« tement insuffisant ; contre le petit mal, il serait superflu et arriverait
« trop tard. Quant à l'état constitutionnel d'où dépendent les accès
« convulsifs, puisqu'il procède par raptus congestifs, il serait, à mon
« sens, peu raisonnable de le combattre au moyen d'un hypnotique, et
« par conséquent d'un hypérémiant.

« Cependant l'éclampsie puerpérale a été traitée déjà par le chloral
« et plusieurs praticiens affirment sa puissance ; mais mon savant col-
« lègue M. Depaul ne se tient pas pour satisfait, et l'on doute avec lui.

« Dans la pratique des accouchements, quelques personnes distri-
« buent le chloral à tout venant comme d'autres administrent le
« chloroforme. Les hommes réfléchis, et c'est le très-grand nombre,
« ne partagent pas cet engouement. Simpson, à qui l'on doit la pre-
« mière application du chloral à la pratique obstétricale, ne s'en est
« servi que dans les accouchements laborieux. Voici les conditions
« dans lesquelles ce médicament a paru utile : 1° Quand la rigidité du

« col met obstacle à la terminaison du travail (Caro, More, Malden);
« 2° Quand la femme est épuisée par des douleurs rares et ineffi-
« caces (Gerson da Cunah), non pas (Lecacheur), qu'il suspende les
« contractions, mais parce qu'il procure un sommeil réparateur;
« 3° Dans le premier stade du travail, afin de diminuer l'inquiétude de
« la mère (Kidd), surtout lorsque celle-ci est primipare; 4° Enfin,
« après la délivrance pour procurer du repos et faire cesser l'insom-
« nie (Philipps). Au reste, le docteur Lecacheur déclare le chloral
« inoffensif pour la mère et pour l'enfant.

« 6° *Du chloral dans le tétanos.*

« L'initiative appartient à mon savant ami M. le professeur Ver-
« neuil, dont la première expérience a été couronnée d'un plein succès.
« Plusieurs chirurgiens, à sa suite, ont obtenu des résultats satisfai-
« sants, mais les revers n'ont pas manqué non plus, et pour ma part
« je n'ai pas réussi dans les deux cas, où je l'ai administré. Somme
« toute, le nouvel agent n'a pas tenu les promesses qu'il semblait avoir
« faites au début. Son intervention est pourtant loin d'être inutile, si
« l'on en juge d'après les faits qui nous sont le mieux connus, et
« d'après la statistique de Beck, portant sur 36 cas parmi lesquels on
« compte 21 guérisons contre 15 morts.

« A la suite de ces affections où domine l'élément convulsif, nous
« placerons deux états morbides qui s'en rapprochent à certains égards.

« On a fait usage du *chloral dans la hernie étranglée.* M. Verneuil
« ne lui a reconnu d'autre effet que de calmer le hoquet, tandis que
« le docteur Caro, ayant obtenu la réduction après que le chloroforme
« et le tabac avaient échoué, proclame les vertus magiques du chloral.

« Ce médicament paraît avoir donné aussi quelques bons résultats
« dans l'*incontinence d'urine* (W. Thomson, Bradbury), ainsi que
« dans la *spermatorrhée* (Bradbury, Willième et Davreux) sans doute,
« je pense, en modérant la sensibilité des appareils et les actes réflexes
« qu'elle met en jeu.

« 7° *Du chloral comme hypnotique.*

« Telle est évidemment la manière d'agir du chloral dans un grand
« nombre de cas d'aliénation mentale, caractérisée par de l'exaltation,
« du délire loquace ou furieux, la monomanie suicide ou homicide.
« Le calme qu'il apporte aux malheureux agités rend superflus les
« moyens de contrainte (Jastrowitz). On a cependant quelquefois lieu
« de constater son impuissance (Hanley, Elliott), et d'en regretter
« les abus (Rob. Munro).

« Le chloral est formellement contre-indiqué dans les affections
« mentales accompagnées de dépression cérébrale, de débilité, et sur-

« tout quand la circulation est languissante et la nutrition défec-
« tueuse (Hankes). Il est au contraire spécialement recommandable
« dans les formes aiguës, agitées, violentes, notamment dans le délire
« aigu, le délire nerveux des fièvres et des phlegmasies fébriles, dans
« les folies hystérique et puerpérale et dans le délire alcoolique. On a
« pu s'assurer de son efficacité dans plusieurs cas analogues ; mais le
« *delirium tremens* est l'état morbide où on l'a vu le plus souvent
« réussir. A cet égard mes observations sont parfaitement concor-
« dantes avec celles de deux de mes plus distingués collègues des
« hôpitaux, MM. Panas et Siredey, ainsi qu'avec celles d'un habile
« médecin de Lausanne, M. le docteur Morax, ancien interne des
« hôpitaux de Paris. Dans le délire alcoolique, le chloral égale en
« puissance l'opium si justement vanté et il le surpasse en rapidité
« d'action. J'associe souvent ces deux substances médicamenteuses
« afin d'accélérer le sommeil et d'en prolonger la durée. Le chloral
« dans les fièvres est bon surtout en qualité de somnifère. Tel est
« encore son rôle principal (Henry Mund, Gubler) dans le cours de
« bronchites chroniques et de la phthisie pulmonaire, bien qu'il puisse
« aussi, comme dans les affections pulmonaires en général, servir à
« calmer la douleur du point latéral, ou à faire cesser l'état spasmo-
« dique qui est un élément essentiel de l'asthme, de la toux quinteuse
« et férine.

« 8° *Antidotisme du chloral et de la strychnine.*

« Dans ces dernières années on a beaucoup discuté sur l'antido-
« tisme du chloral et de la strychnine. O. Liebreich le premier indiqua
« que l'alcaloïde de la noix vomique était l'antidote du chloral. A un
« lapin empoisonné par le chloral (dose mortelle), il administre de la
« strychnine ; la chloralisation cesse bientôt et l'animal guérit. Le
« chimiste allemand n'admit pas la réciproque, c'est-à-dire que le
« chloral est l'antidote de la strychnine. Les expériences d'Olafield,
« celles du regretté Liégeois, furent confirmatives de ces résultats.
« Cette opinion ne tarda pas à être attaquée. Arnould après de nom-
« breuses tentatives sur des animaux pour vérifier cet antidotisme,
« n'obtint que des résultats négatifs ; il déclara que la strychnine n'em-
« pêche pas les animaux d'être tués par le chloral ; que celui-ci fait
« cesser les convulsions strychniques, mais que la mort n'en est pas
« moins le résultat fatal. En 1869, à l'hôpital Beaujon, nous avons
« fait la même remarque en opérant sur des grenouilles. Oré (de
« Bordeaux) admit également, d'après ses propres observations, que
« la strychnine n'est pas l'antidote du chloral ; mais il s'attacha à prou-
« ver qu'au contraire le chloral injecté dans les veines est l'antidote
« de la strychnine. Ce mode d'administration est sans danger, dit le

« professeur de Bordeaux. Ses expériences ont été faites sur des
« chiens et des lapins. Le chloral en injection intraveineuse a des effets
« physiologiques puissants; il serait le meilleur des amyosthéniques. »

« Pour agir sûrement chez l'homme avec le chloral et obtenir la
« résolution musculaire, il faut donner des doses massives du médica-
« ment. Or, comme ses congénères, l'éther et le chloroforme, il peut
« dans de pareilles conditions, avoir des effets funestes sur le cœur ou
« sur la respiration. Nous admettons cependant qu'il peut être utile
« dans des cas d'intoxication légère. Angus Macdonald rapporte une
« observation qui semble le prouver. »

CONCLUSIONS. — Pour résumer cette longue discussion nous dirons :
ce qu'il y a de bien certain c'est que si l'hydrate de chloral est presque
exclusivement employé aujourd'hui pour provoquer le sommeil, l'enthousiasme du premier jour commence à s'apaiser parce que ses
effets sont loin d'être aussi constants qu'on l'avait pensé, et que quand
le remède doit être continué plusieurs jours, il faut augmenter les
doses et que cette augmentation n'est pas sans dangers. Comme hypnotique il peut être placé à côté des opiacés mais il ne les remplacera
jamais.

Mode d'administration. Doses. — Le chloral est injecté parfois
sous la peau par les physiologistes qui expérimentent sur les animaux;
mais comme il peut produire alors des ulcérations on doit toujours
l'administrer chez l'homme par la méthode gastro-intestinale après
l'avoir dissout dans un excipient suffisant.

M. Oré a proposé récemment l'injection veineuse du chloral chez
l'homme à la dose de 0 gr. 50 : d'après les résultats fournis par cet
habile chirurgien et par d'autres, il semble certain que ce mode
d'administration est à peu près sans danger.

Le chloral se donne à doses assez massives ; en moyenne il ne faut
pas moins de 2 grammes à donner en 2 prises à 1/2 ou 1 heure de
distance pour procurer le sommeil, cependant quelques personnes se
contentent de la moitié de cette dose et chez quelques adultes la dose
faible de 0,50 cg. a été suffisante. Contre les grandes névroses et dans
quelques autres circonstances il faut recourir à des doses de chloral
plus fortes. On a donné progressivement 6, 8, 10 jusqu'à 20 grammes
de chloral dans 24 heures, mais ces doses sont imprudentes même
dans le cas de tétanos, car il faut se rappeler que le chloral est toxique
par lui-même.

Le chloral s'administre par la bouche sous forme de sirop qui se
prépare suivant cette formule :

> Chloral hydraté . . . . 5 grammes.
> Sirop de sucre. . . . . 100 —

Chaque cuillerée à bouche contiendra 1 gramme de chloral.

M. Chamoin a donné une bonne formule de sirop de chloral dans laquelle la proportion d'hydrate est moitié moindre. On donne aussi le chloral à la dose de 1 à 2 grammes en lavements dans 100 à 200 grammes d'eau.

M. Limousin emprisonne le chloral solide dans des capsules qui se-raient très-commodes si elles n'offraient l'inconvénient d'exposer à une vive irritation le point de la muqueuse en contact avec le médica-ment au moment de la rupture de l'enveloppe.

Rabuteau a proposé, sous le nom de *potion anodine*, un julep ainsi formulé :

    Chloral . . . .   5 grammes.
    Chlorhydrate de morphine. . . . . .   0 gr. 01 ou 0 gr. 02.
    Julep gommeux . . . .   200 grammes.

Cette potion dans laquelle on peut remplacer le sel de morphine par 0,10 centigr. de chlorhydrate de narcéine doit être considérée comme un puissant hypnotique. Enfin on donne le chloral en solutions aqueuses à des titres variés en applications topiques et la poudre de *chloral hydraté* peut être utilisée pour modifier les solutions de conti-nuité qui sont le siége d'altérations putrides.

En thèse générale il est bon que le médecin se souvienne en pres-crivant le chloral que les formes pharmacologiques doivent être essentiellement magistrales et souvent renouvelées, en raison de l'altérabilité de ce produit.

Dans tout ce qui précède nous ne nous sommes occupés que de l'*hydrate de chloral* communément employé et que l'on a constamment désigné sous le nom de chloral pour abréger; mais, il existe une autre combinaison du chloral avec l'alcool, c'est l'*alcoolate de chloral*, découvert par M. J. Roussin et déterminé par M. Personne.

Ce composé intéressant n'a pas encore été soumis à une étude ré-gulière, bien qu'il se distingue par un ensemble de qualités qui, jusqu'ici, n'ont été qu'entrevues en raison de la difficulté de se procurer cette nouvelle combinaison.

En effet, l'odeur de l'*alcoolate* est plus suave que celle de son con-génère et son goût a généralement paru plus agréable. Il possède d'ailleurs la même action pharmacodynamique (Duhomme, Gubler) avec une puissance sensiblement équivalente. Une fois même Gubler l'a vu réussir mieux et plus constamment que l'hydrate. Blache s'en servait, de préférence à ce dernier, pour calmer les douleurs vésicales liées à la présence d'un calcul. Quoique ce fait soit encore isolé, il emprunte une valeur exceptionnelle à la haute compétence de l'obser-vateur et recommande l'*alcoolate de chloral* à l'attention des cliniciens.

Nous ne terminerons pas ce chapitre du chloral sans dire un mot du sulfhydrate de chloral (chloral sulfuré) dont le docteur Byasson a fait l'étude récente en reconnaissant à ce composé peu connu, des propriétés analgésiques qui le recommandent, au moins momentanément comme curiosité, à l'attention des expérimentateurs.

En soumettant le chloral anhydre à un courant d'hydrogène sulfuré sec, à la température ordinaire, ce gaz est absorbé, et, si le courant est suffisamment rapide, il y a production très-sensible de chaleur. Bientôt le chloral anhydre liquide devient presque solide et, pour terminer la réaction, il est nécessaire de soulever le tube abducteur de façon qu'il affleure à la surface. Au bout de vingt-quatre heures environ, la réaction est terminée. Le corps formé est complétement solide, blanc, présentant à la surface quelques portions colorées en jaune rougeâtre. En purifiant ce corps par distillation d'abord, puis par cristallisation dans l'éther ou l'alcool anhydre, on obtient le sulfhydrate de chloral pur présentant les caractères suivants :

Il est blanc, d'une odeur très agréable, d'une saveur spéciale qui rappelle celle du chloral hydraté. Il cristallise, par évaporation lente de sa dissolution dans l'éther, l'alcool anhydre, le chloroforme, soit en lamelles rhomboïdales, soit en prismes droits à quatre pans. Il fond vers 77 degrés et bout à la température de 123 degrés sous la pression de 0,7385. Il s'évapore à la manière du camphre et ses vapeurs noircissent à une grande distance les papiers humides imprégnés d'un sel soluble de plomb. Il est soluble en toute proportion dans l'alcool anhydre, l'éther, le chloroforme. En présence de l'eau, il se décompose lentement, avec dépôt de soufre, formation d'hydrogène sulfuré qui se dégage, d'acide chlorhydrique et de chloral hydraté, qu'on retrouve dans l'eau et d'une petite quantité d'un liquide qui se dépose et qui présente les caractères du tétrachlorure de carbone. Il est certain qu'en présence de l'eau la réaction est très-complexe, parce que l'hydrogène sulfuré exerce son action réductrice sur le groupement $C^4HCl^3O^2$ comme le prouve le dépôt de soufre, la formation de l'acide chlorhydrique et du chlorure de carbonne. Sous l'influence des alcalis hydratés ou de l'ammoniaque en dissolution dans l'eau, la réaction à froid est rapide, le liquide se colore en brun jaunâtre, du chloroforme se dépose. La solution renferme du sulfhydrate de sulfure du métal alcalin, du formiate et du chlorure de la même base. Cette réaction, analogue à celle que présente le chloral hydraté et dans laquelle la formation du chlorure est secondaire, peut être représenté par l'équation suivante :

$$C^4HCl^3O^2, 2HS + 2\,(KO,HO) = C^2HCl^3 + C^2HKO^4 + KS,HS + 2HO$$

Soumis à l'action de l'acide nitrique concentré, le sulfhydrate de chloral s'oxyde rapidement, le dégagement des vapeurs nitreuses est intense, et la réaction doit être pratiquée sur de petites quantités à la fois. On retrouve dans le liquide de l'acide sulfurique et de l'acide tri-chloracétique dont on peut d'ailleurs manifester promptement l'existence par la production du chloroforme au moyen de la potasse, et qui peut être isolé par distillation. Cette réaction, s'exprime par l'équation suivante :

$$C^4HCl^3O^2, 2HS + 4(AzO^5,HO) = C^4HCl^3O^4 + 2\ (SO^4H) + 5AzO^2 + AzO^4 + 4HO.$$

L'acide sulfurique concentré n'a pas à froid d'action marquée ; à chaud il y a production de chloral anhydre, dégagement d'hydrogène sulfuré et d'acide sulfureux avec dépôt de soufre.

En se fondant, d'une part, sur les réactions précédentes, d'autre part sur le dosage du soufre, nous représentons la formule de ce corps par $C^4HCl^3O^2$, 2HS. On voit que la formule du sulfhydrate n'est autre que celle de l'hydrate, en remplaçant l'eau par l'hydrogène sulfuré.

Ce corps étant décomposé par l'eau, et par l'alcool non anhydre, son administration présente des difficultés. Des animaux (cochon d'Inde), ayant reçu en injection sous-cutanée et en dissolution dans l'éther, des doses variant de 0 gr. 20 à 0 gr. 60 de ce corps, ont présenté les phénomènes suivants :

Diminution de la température d'environ 1 degré (39°,2 à 38°,3) ; résolution musculaire avec sommeil paisible durant environ deux heures, pas de diminution notable de la sensibilité, légère accélération des battements du cœur. Après le sommeil, l'animal revient rapidement à l'état normal.   (BYASSON.)

II. — NITRITE D'AMYLE.

Dans une récente étude sur le nitrite d'amyle, M. le docteur Veyrières, reprenant les travaux de Guthrie, Richardson, Gamgée, Lader-Brunton, Amez-Droz, etc. ; a étudié la préparation et l'action de ce nouvel agent thérapeutique, à peine connu en France. (*Thèse de Paris.*)

Le nitrite d'amyle découvert en 1844 par Balard, s'obtient en faisant agir l'acide azotique sur l'alcool amylique ; après bien des tâtonnements, M. Veyrières conseille la préparation suivante :

Prenez de l'alcool amylique du commerce, lavez-le, distillez et redistillez en fractionnant les produits jusqu'à ce que vous ayez un liquide bouillant d'une manière fixe à 132 degrés. A l'alcool amylique ainsi purifié, ajoutez un quart en volume d'acide azotique, agitez avec soin ; introduisez une petite partie du mélange dans une cornue chauffée au bain-marie ; aussitôt les premières bulles, arrêtez le feu et laissez la réaction se terminer seule. Jusqu'ici il est prudent de n'opérer que sur une petite quantité de liquide, mais dans les opérations suivantes on pourra agir sur des quantités beaucoup plus considérables. Pour distiller les produits de l'opération précédente, il suffit d'une cornue en verre que l'on chauffe au bain-marie et d'un récipient plongeant en partie dans l'eau froide. Poussez la distillation aussi loin que vous voudrez, à cette température vous n'avez à craindre la formation d'aucun autre composé amylique. Prenez le produit de cette distillation, ajoutez-y 1 gramme de potasse caustique pour 20 grammes de liquide, laissez en présence pendant quelques heures en agitant de temps en temps, décantez la partie supérieure, distillez-la par le même procédé que précédemment; dans le récipient, vous trouverez deux couches, la couche inférieure blanche sera séparée de la couche supérieure jaunâtre; celle-ci est formée du nitrite d'amyle pur.

On obtient ainsi un liquide ayant une densité de 0,87, bouillant à 99 degrés : c'est le nitrite d'amyle ($C^{10}H^{11}Az^2O^4$), qui répand des vapeurs ayant une odeur assez prononcée de pomme de reinette.

Lorsqu'on respire deux gouttes de nitrite d'amyle pendant quelques minutes, le pouls s'accélère (110 pulsations), les battements du cœur deviennent énergiques, la face se colore d'une façon fort vive. Ces symptômes sont passagers et disparaissent rapidement lorsqu'on cesse les inhalations.

Chez les animaux, le nitrite d'amyle produit l'accélération des battements du cœur qui serait due, suivant M. Amez-Droz, à une diminution dans la tension artérielle et à une sidération du système nerveux.

Lorsque la dose dépasse 40 à 50 gouttes, chez le chien, la mort peut survenir avec des phénomènes convulsifs.

Comme agent thérapeutique, on a employé le nitrite d'amyle contre l'angine de poitrine, contre les cas d'asystolie, les lipothymies, etc.; mais les faits ne sont pas assez nombreux pour avoir encore des indications très-précises.

On doit toujours employer le nitrite d'amyle en inhalations à la dose de 4 à 10 gouttes.

III. — ÉTHER TRIÉTHYLIQUE.

En faisant bouillir du chloroforme avec une solution alcoolique d'alcoolate de soude, M. Kay a obtenu un liquide éthéré incolore, doué d'une odeur aromatique, bouillant entre 145 et 146° combustible. Ce corps dérivé du chloroforme par substitution de trois groupes C^4H^5O aux trois équivalents de chlore :

$$C^2HCl^3 + 3C^4H^5NaO^2 = C^2H(C^4H^5O)^3 + 3NaCl$$

Chloroforme. Alcoolate de soude. Ether de M. Kay.

M. Richardson propose d'employer comme anesthésique un corps qu'il obtient de la même manière et qui, par conséquent, est bien identique au précédent, mais qu'il désigne sous le nom d'*éther triéthylique*.

D'après l'auteur, les propriétés physiologiques de l'éther de Kay sont voisines de celles de l'alcool : on obtient des effets anesthésiques constants lorsqu'on l'emploie mélangé à l'éther ordinaire.

(*Pharmaceutical journal and transactions.*)

IV. — BROMAL.

Syn : *Hydrate d'acétyle tribromé* $C^4HBr^3O^2$.

Il est connu à l'état anhydre ou liquide et hydraté ou solide. Il ressemble au chloral dont il présente les propriétés chimiques et organoleptiques. Toutefois il est encore plus irritant que ce dernier. Lorsqu'on le manie, ses vapeurs provoquent bientôt du larmoiement et un flux nasal. Le bromal anhydre est un corps huileux, incolore, d'odeur vive et de saveur brûlante. Il est soluble dans l'eau, l'alcool et l'éther. Densité 3,34, il bout au-dessous de 100° et peut se distiller sans décomposition. Les alcalis le transforment en bromoforme et formiate. L'acide sulfurique, nitrique, le chlore sont sans action sur lui. Le bromal dissout le phosphore et le soufre, il se mêle aisément au brome, à l'alcool, à l'éther. Par son mélange avec l'alcool absolu il s'échauffe et donne l'*alcoolate de bromal*, $C^4Br^3O^2H + C^4H^6O^2$, qui cristallise en grosses aiguilles fusibles à 44°.

Préparation. — Le bromal peut être obtenu en traitant l'éther par le brôme ou en amenant le brôme en vapeur dans une quantité relativement faible d'alcool (Levig), mais le meilleur procédé connu jusqu'ici consiste à verser peu à peu 3 à 4 parties de brôme dans 1 partie d'alcool absolu refroidi. Après quinze jours de contact on concentre par distillation le mélange qui laisse dégager le brôme en excès ainsi que les produits plus volatils que le bromal ; ce dernier passe entre 165 et 180° avec un produit huileux insoluble dans l'eau (Schœffer). On peut additionner d'eau ce produit, il se forme de l'*hydrate de bromal* que l'on purifie comme l'hydrate de chloral.

L'hydrate de bromal $C^4HBr^3O^2 + 2HO$ est en cristaux, ayant la forme de ceux du sulfate du cuivre, très-solubles dans l'eau, on les obtient comme l'hydrate de chloral, ils fondent à la chaleur de la main et l'acide sulfurique les déshydrate ; il fond à 53°,5 et se dédouble par la distillation en eau et bromal.

Propriétés physiologiques. — D'après la manière d'être du chloral au contact des alcalis, M. Rabuteau a conclu que la substance

18

devait être douée de propriétés anesthésiques dûes tout au moins à la présence du bromoforme, produit dans le sang par le dédoublement du bromal ; il n'en est rien et certainement ce résultat négatif est l'un des arguments les plus puissants en faveur de la théorie si bien défendue par M. Gubler, qui combat la subordination de l'action hypnotique à l'effet anesthésique.

Le bromal administré à plusieurs animaux par toutes les voies d'absorption (Rabuteau) n'a jamais donné lieu aux effets hypnotiques produits par le chloral, ce qui tiendrait, d'*après l'expérimentuteur fidèle à sa théorie*, à ce que le bromal est plus fixe que ce dernier et que le dédoublement serait plus difficile. Les animaux sont morts dans un état d'asphyxie effroyable, produite par une hypersécrétion bronchique ; à l'autopsie les bronches étaient remplies d'écume, leur muqueuse était rouge et les poumons congestionnés, cet état serait déterminé par l'action irritante du bromal qui s'éliminerait par les voies respiratoires. En somme, malgré certaines apparences qui au début de l'action asphyxiante pouvaient en imposer et laisser croire à un effet anesthésique, le bromal chez les animaux à sang froid et à sang chaud ne révèle aucun des effets hypnotiques observés après l'administration du chloral : il ne possède que les propriétés irritantes de ce dernier et à un degré plus élevé encore.

Mettant à profit cette dernière action qui détermine une hypersécrétion bronchique, M. Rabuteau est porté à croire qu'il serait peut-être utile de l'employer dans les cas où l'on voudrait rendre l'expectoration plus facile, par exemple dans les cas de catarrhe suffoquant. Il faut le reconnaître, ces conclusions, dans l'état actuel de la science, sont au moins prématurées. Si ce médicament était un jour employé chez l'homme ce serait, on peut déjà le prévoir, à des doses très-minimes.

On doit à M. Ga, dit Gentil Charles, pharmacien ex interne des hospices, des recherches récentes et pleines d'intérêt touchant l'action physiologique du bromal sur le cobaye et le chien. Cet expérimentateur a obtenu des résultats conformes à ceux qui ont été annoncés par M. Rabuteau, mais dans ses conclusions il s'éloigne de ce physiologiste en ce qu'il n'en conseille l'emploi chez l'homme dans aucun cas. (*Étude sur le brome et ses principaux composés*. Thèse de pharmacie. Montpellier, 22 mars 1874.)

V. — BICHLORURE DE MÉTHYLÈNE.

Syn. : *Chlorocarbone. — Chlorure de méthyle monochloré.*

Parmi les innombrables succédanés du chloroforme et de l'éther dont la médication anesthésique s'enrichit chaque jour, il en est un qui se distingue par l'usage relativement fréquent dont il est l'objet de la part des praticiens anglais et italiens, et qui par cela même doit attirer l'attention des médecins français. On connaît très-peu en France les effets de cet agent qui n'a échappé à l'oubli qu'à la faveur des expériences de Simpson, Richardson, Wels, Rossi et Marshall; nous considérons, comme un hommage dû au mérite de ces expérimentateurs, de faire au moins connaître le produit dont ils ont su mettre en lumière quelques avantages.

Propriétés, préparation. — Cet anesthésique appartient à la même famille que le chloroforme dont il diffère en ce qu'il contient moins de chlore. C'est par induction que Richardson a été conduit à en reconnaître les propriétés hypnotiques : comme le chloroforme appartient à la série méthylique dont il forme le troisième degré de chloruration, il était naturel d'étudier comparativement les autres chlorures de la même série laquelle est ainsi composée :

1° Chlorure de méthyle ou chlorhydrate de méthylène, C^2H^3Cl ;
2° Bichlorure de méthylène ou chlorhydrate de méthylène monochloré, $C^2H^2Cl^2$;
3° Chloroforme ou chlorhydrate de méthylène bichloré, C^2HCl^3 ;
4° Perchlorure de carbone ou chlorhydrate de méthylène perchloré, C^2Cl^4.

Le chloroforme est depuis longtemps employé comme anesthésique, le perchlorure de carbone a été en 1869 préconisé comme tel, restaient le chlorure de méthyle et le bichlorure de méthylène : l'un et l'autre expérimentés sur des animaux par Richardson ont amené en peu de temps l'insensibilité et le sommeil; mais le premier est un corps gazeux, par conséquent d'un emploi difficile, tandis que le second est un liquide dont le point d'ébullition est un peu inférieur à celui de l'éther; sa densité à 18° égale 1,344, il bout à 30°5, sa densité de vapeur est 3,012, elle représente 4 volumes de vapeur. On peut l'obtenir par l'action du chlore sur le chlorhydrate de méthylène; ce dernier s'obtient en distillant le sulfate de méthylène avec du sel marin.

Propriétés physiologiques. — La plupart des malades inhalent ce liquide sans répugnance et sans qu'il soit besoin d'un appareil spécial d'inhalation : on l'emploie soit répandu sur une éponge, soit sur une flanelle suspendue à un cercle métallique. Son emploi ne provoque pas la toux mais une légère lacrymation. Les premiers effets de cet agent sont très-analogues à ceux du chloroforme, mais il est plus long à produire le même degré d'anesthésie et celle-ci est aussi plus longue à se dissiper. D'après Simpson un enfant porteur d'un large nævus sur lequel on avait fait une application de potasse caustique resta endormi plus d'une heure après l'opération, avec le pouls rapide et faible durant tout le temps du sommeil anesthésique. Pour Richardson le bichlorure de méthylène est un anesthésique général très-efficace qui produit une insensibilité aussi profonde que celle amenée par le chloroforme ; son action est un peu plus rapide que celle de ce dernier, mais pour qu'elle soit complète il faut une dose plus considérable comme 6 est à 4 ; il produit une deuxième degré de narcotisme (excitation) moins prolongé que les autres anesthésiques ; la narcose dure longtemps et est facile à reproduire ; son influence sur les centres nerveux est uniforme ; il cause peu de trouble et de désharmonie (s'il en cause) entre la respiration et la circulation ; son élimination est rapide et le *rétablissement presque soudain ;* il occasionne parfois des vomissements ; quand il tue c'est en paralysant à la fois les appareils respiratoires et circulatoires ; il altère moins l'irritabilité musculaire que peut-être aucun autre anesthésique. Spencer Wels déclare avoir expérimenté le nouvel agent dans une foule d'opérations, et son exemple a été imité à Padoue où il est encore employé dans la clinique chirurgicale à l'exclusion du chloroforme et de l'éther. Le produit est fourni par la maison Robbin, de Londres, qui le fabrique spécialement. D'après le docteur Rossi 108 opérations avaient été faites en fin 1871, sous l'influence de cet anesthésique et il avait observé que 52 malades s'étaient endormis tranquillement sans agitation musculaire dans un temps très-court compris entre 1 et 5 minutes. 32 patients ont éprouvé une légère surexcitation et sont tombés insensibles après 8 à 10 minutes d'inhalation, 8 ont eu des vomissements, aucun autre accident ne se manifesta. Peter Marshall accuse l'emploi de l'agent dans 5 opérations, dont 1 ovariotomie, une récision du maxillaire inférieur, etc. et autres de même gravité. D'après lui, les effets sont plus rapides qu'avec le chloroforme (il a fallu cependant 3 à 7 minutes pour compléter l'anesthésie) ; la période d'excitation a été très-peu marquée et l'action s'est établie de la manière la plus paisible et la plus douce, à cela près que deux malades ont éprouvé du malaise et un troisième des quintes de toux : le réveil n'a jamais été pénible. Enfin, en 1869, MM. Tourdes et Hepp, de Strasbourg, ont repris les expériences de Richardson et formulé ainsi leurs conclusions sur la substance qui nous occupe.

« Il se range parmi les anesthésiques puissants ; par l'énergie de « son action il se place à côté du chloroforme et un peu au-dessous ; « il est plus actif que l'amylène et que l'éther ; c'est un anesthésique « à ajouter à ceux que la science possède déjà. » Ces expérimentateurs comme on voit n'ont pas reconnu au bichlorure de méthylène d'avantage bien marqué qui lui donne une supériorité quelconque sur le chloroforme ; il est inflammable et plus volatil, ce qui est un inconvénient, enfin, il cause aussi la mort. Peut-être conviendrait-il dans les cas où une anesthésie moins profonde est nécessaire.

Malgré ces divergences d'appréciation on ne peut manquer de reconnaître à ce nouvel agent une certaine valeur qui le recommande certainement à l'attention des praticiens. Il faut remarquer en effet, que le bichlorure de méthylène appliqué sur la peau est beaucoup moins stimulant et irritant que le chloroforme généralement employé à cet usage ; il pourrait donc avantageusement remplacer ce dernier comme anesthésique local dans les liniments sédatifs et dans l'appareil de Richardson.

VI. — RHIGOLÈNE.

Plusieurs produits de la distillation du pétrole ont été trouvés par le professeur Bigelow, de Boston. Parmi ces produits tels que la *Bausolène*, la *Kérosolène*, la *Kerosène*, la *Gazolène* qui ne diffèrent entre eux que par le degré de volatilité et se rapprochent par des propriétés anesthésiques communes, M. Bigelow a surtout appelé l'attention sur la *Rhigolène* qui serait d'après ce professeur un agent d'une supériorité incontestable comme anesthésique local.

La *Rhigolène* bout à 70° Fah. (21° c.); complétement privé d'oxygène il est le plus léger des liquides connus ; sa densité n'est que 0,625. Son odeur est très-faible et sa volatilité extrême donne lieu à un refroidissement capable de congeler la peau en cinq à six secondes. M. Bigelow emploie simplement un flacon à travers le bouchon duquel passe un tube en métal auquel est adapté à angle droit et à quelque distance du col le tube à air sans que l'air soit admis dans la bouteille. La Rhigolène s'évapore par la seule chaleur de la main qui tient le flacon, elle suffit à le vider promptement et l'on obtient ainsi facilement un refroidissement de 15° au-dessous de zéro. Pour conserver ce liquide et en prévenir l'évaporation, il faut le tenir bouché avec le plus plus grand soin. M. Bigelow conclut de ses expériences que l'usage de cette substance est supérieur à celui de l'éther, à cause de sa plus grande rapidité d'action, de son bas prix et de son manque d'odeur : mais jusqu'ici cette assertion n'a pas été appuyée par les données de l'expérience et on peut prévoir déjà que l'extrême inflammabilité de ce liquide sera tout au moins un obstacle à son emploi et à sa vulgarisation.

VII. — BROMOFORME C^2HBr^5.

Syn. : *Perbromure de formyle ; Bromoformyle triple ; Bromethéride.*

Le bromoforme est un liquide incolore qui présente l'aspect, l'odeur et la saveur du chloroforme ; il s'en distingue surtout en ce que sa densité est plus forte, 2,13 ; que sa volatilité est moindre, et qu'il dissout l'iode en se colorant en rouge cramoisi magnifique, tandis que l'iode colore le chloroforme en violet. Il est à peine soluble dans l'eau; l'alcool, l'esprit de bois, l'éther et les huiles essentielles le dissolvent. Lorsqu'on le soumet à l'ébullition avec une dissolution de potasse ou de soude, il éprouve une décomposition semblable à celle que subit le chloroforme dans ces conditions, c'est-à-dire qu'il se forme du bromure et du formiate du métal alcalin.

Le bromoforme peut donner naissance à de la benzine; il suffit de diriger sa vapeur sur du fer métallique chauffé au rouge sombre, pour subir cette transformation. Mais la proportion de benzine ainsi formée est peu considérable.

Le bromoforme peut être considéré comme de l'hydrure de méthyle, dans lequel trois atomes d'hydrogène ont été remplacés par trois atomes de brome.

M. Berthelot a effectivement dérivé le bromoforme des produits gazeux de la distillation de l'acétate de soude par l'action du brome.

Il a mélangé avec le brome :

1° Une portion du produit brun formé par la distillation de l'acétate de soude ;

2° L'acétone pure extraite d'une autre portion de ce même produit ;

3° Les produits insolubles dans l'eau, volatils de 60 à 80°, et séparément les produits insolubles de 80 à 100°, de 100 à 120°, de 120 à 150°, de 150 à 200° ;

4° Les liquides aqueux séparés des substances précédentes, lesquelles sont susceptibles de renfermer d'autres produits empyreumatiques.

La réaction du brome sur presque tous ces liquides est extrêmement vive. Quand elle est terminée, on laisse reposer les produits pendant une heure ou deux, puis on les traite par une lessive de soude étendue de son volume d'eau. La soude dissout l'excès de brome et détruit divers composés bromés qui avaient pris naissance aux dépens de l'acétone et des autres liquides.

Cette destruction accomplie, il reste quelques gouttes d'un composé bromé neutre et liquide, lequel n'est point le bromure de gaz oléfiant ou d'un carbure analogue, mais le *bromoforme*.

Le bromoforme bout à 152°; chauffé à 275° avec du cuivre, de l'eau et de l'iodure de potassium, il n'a régénéré ni gaz oléfiant, ni propylène, mais seulement du gaz des marais. (Berthelot : *Annales de physique et de chimie.*)

Du reste, cette production de bromoforme aux dépens de l'acétone a déjà été signalée par Dumas.

« On obtient aisément avec le brome une combinaison analogue à celle que le chlore produit. Pour la préparer, on forme du bromure de chaux et on le traite par l'alcool ou par l'esprit pyro-acétique, pré-

cisément comme si l'on agissait sur le chlorure de chaux. Les phénomènes sont les mêmes, et l'on obtient également une liqueur huileuse
pesante. Celle-ci agitée avec de l'acide sulfurique, gagne par le repos
le fond du vase, car elle est plus lourde que l'acide sulfurique concentré. On la soutire avec une pipette et on la rectifie par distillation. Mise
en contact avec du chlorure de calcium fondu, elle abandonne l'eau
ou l'alcool qu'elle aurait pu conserver. Le chlorure de calcium surnage, la liqueur étant plus dense que lui ; il faut donc agiter de temps
en temps et prolonger ce contact..... » (Dumas : *Annales de physique et de chimie*.)

PRÉPARATION. — Le bromoforme s'obtient ordinairement en traitant l'alcool, l'esprit de bois ou l'acétone par le bromure de chaux ;
M. Lefort a remarqué que l'on pouvait préparer le bromoforme beaucoup plus rapidement et en plus grande quantité en faisant réagir
directement le brome sur l'esprit de bois, dans lequel on a fait dissoudre une certaine quantité de potasse ou de soude caustique.

Pour cela, on dissout une partie de potasse ou de soude dans une
partie d'esprit de bois, on tient autant que possible la solution à une
basse température ; on ajoute du brome jusqu'à ce que la liqueur
commence à se colorer ; le bromoforme ne tarde pas à se déposer sous
forme d'un liquide que l'on distille sur du chlorure de calcium. Le
bromoforme distille parfaitement pur.

Lorsqu'on ajoute à une dissolution concentrée de citrate de potasse
du brome par petites portions, dit M. Cahours, ce corps disparaît
aussitôt, et le liquide s'échauffe, en même temps qu'il se manifeste
une effervescence assez vive. Si l'on recueille le gaz qui se dégage, on
reconnaît qu'il consiste en acide carbonique pur. On continue à ajouter le brome jusqu'à ce que l'effervescence cesse et que la liqueur
prenne une teinte rougeâtre permanente ; si l'on enlève alors l'excès
de brome en ajoutant avec précaution une dissolution étendue de
potasse caustique, on voit se précipiter un liquide huileux très-pesant,
fluide, incolore, et dont l'odeur aromatique ressemble à celle du
bromoforme.

Ce liquide est fort complexe et renferme des substances distinctes ;
la plus volatile peut s'obtenir facilement à l'état de pureté, c'est du
bromoforme ; le produit le moins volatil et que la substance altère en
partie est solide et cristallisable. Ce produit est le bromoxaforme,
ayant pour formule $C^5HBr^5O^2$. Quant au troisième composé qui prend
naissance dans la réaction, il ne se forme qu'en très-faible proportion,
et il est impossible de le priver entièrement, soit de bromoforme, soit
de la substance cristallisée.

Le bromoforme se produit aussi par la distillation du bromal sur
une dissolution de potasse.

PROPRIÉTÉS PHYSIOLOGIQUES. — Les vertus anesthésiques du bromoforme signalées par Nunneley dans ces dernières années ont été étudiées à nouveau par M. Rabuteau, qui les a reconnues tout à fait semblables à celles du chloroforme. Les animaux auxquels on fait respirer cette substance à l'état pur sont bientôt plongés dans la résolution musculaire et dans l'insensibilité. Ainsi, dit M. Rabuteau, quand on plonge sous une cloche tubulée un rat et une éponge imbibée de quelques gouttes de bromoforme, on voit cet animal s'endormir en moins d'une minute, puis revenir complétement à lui en deux ou trois minutes, après l'avoir soustrait à l'influence de l'agent anesthésique. On peut prolonger indéfiniment l'anesthésie en continuant les inhalations de bromoforme. M. Rabuteau est arrivé au même résultat avec les chiens.

Cette substance, insuffisamment connue dans ses effets, n'ayant pas encore été employée chez l'homme, on ne sait si elle offre des avantages ou des inconvénients sur le chloroforme. Pour ce qui me concerne, je me suis assuré par de nombreux essais que le bromoforme est l'anesthésique par excellence des végétaux doués de mouvements provoqués (*Berberis, Mahonia, Cistus, Sparrmannia, Mimulus, Mimosa sensitiva*, etc.), sur lesquels il agit bien plus rapidement que le chloroforme dont l'action est déjà assez prompte (cinq minutes environ). Cette substance m'a en outre paru complétement inoffensive chez un grand nombre d'animaux (j'ai à peu près parcouru la série entière) qui ont subi sans inconvénient son influence anesthésique : il reste à couronner ces expériences par la preuve clinique et tout me laisse présager qu'on pourra le faire sans avoir à redouter de graves conséquences, si on procède avec toute la prudence nécessaire quand il s'agit d'un médicament nouveau et très-actif.

MÉDICAMENTS RECONSTITUANTS.

I. — OXYGÈNE.

Nous ne nous occuperons ici ni de l'historique de l'oxygène, ni de ses propriétés chimiques et physiques, ni de sa préparation qui sont bien connues ; nous parlerons seulement des usages thérapeutiques de ce métalloïde.

L'emploi médical de l'oxygène remonte à l'époque de sa découverte. Il était en effet, rationel d'essayer, dans les maladies, un agent à qui l'on reconnaissait désormais la propriété d'entretenir la vie.

Les usages de l'oxygène peuvent être divisés en internes et en externes.

Usage interne. — *Asphyxies.* — C'est dans ces états graves que l'oxygène peut devenir un remède souverain. L'usage de ces gaz dans les asphyxies remonte à la fin du siècle dernier, époque où Van Marum, Goodwin (d'Édimbourg), Gorcy (de Neuf-Brisach), l'employèrent avec succès. Il a été ensuite abandonné et ce n'est que depuis les recherches de Demarquay sur les gaz qu'on y est revenu.

On sait que les asphyxies résultent toutes du défaut d'oxygène dans l'hémoglobine, soit que ce gaz ne se soit pas fixé en quantité suffisante sur ce principe, soit qu'il en ait été chassé par des composés toxiques, tels que le sulfhydrate d'ammoniaque, l'oxyde de carbone. On dit souvent, dans ce cas, qu'il y a empoisonnement, mais cet empoisonnement est l'asphyxie même, puisque les globules rouges sont directement atteints dans leur fonction. Une observation rapportée par Rabuteau a démontré l'excellence de l'emploi de l'oxygène dans l'asphyxie par le sulfhydrate d'ammoniaque.

On avait apporté à l'Hôtel-Dieu, dans le service de Grisolle, un homme que l'on avait retiré d'une fosse d'aisance, et qui se mourait. On employa le chlore et l'ammoniaque, comme si ces substances, déjà délétères par elles-mêmes, pouvaient aller neutraliser le poison dans la profondeur de l'organisme, tandis qu'il fallait l'éliminer. Après ces moyens inutiles, Lancereaux, alors chef de clinique, fit, sur la proposition de Rabuteau, respirer de l'oxygène au moribond. Dès la première inhalation de ce gaz, le patient alla mieux ; on continua, et le succès fut tel qu'il étonna Grisolle un peu septique (Rabuteau).

On sait que, dans l'empoisonnement par le sulfhydrate d'ammo-niaque, ce principe délétère se fixe sur les globules rouges, et réduit l'hémoglobine dont le spectre n'offre plus les bandes normales d'ab-sorption. Mais on sait aussi que ce même gaz peut être chassé facile-ment par l'oxygène. L'emploi de ce gaz était donc nettement indiqué.

L'oxyde de carbone se fixe également sur l'hémoglobine, mais d'une manière si intime que l'oxygène ne peut que très-difficilement l'en séparer. Néanmoins, l'emploi de cet agent est encore ici nettement indiqué. Il se fixe sur les globules rouges non atteints par l'oxyde de carbone et en active le fonctionnement; en outre, par un effet connu en chimie sous le nom d'influence de la masse, il chasse du sérum une certaine quantité d'acide carbonique et vient s'y dissoudre comme dans le sérum qu'on charge d'oxygène par le battage du sang au contact de l'air. Si l'on ne peut faire respirer directement l'oxygène, on doit recourir à la respiration artificielle.

La respiration naturelle ou artificielle de l'oxygène pur, ainsi que l'emploi des courants continus ascendants, est l'un des meilleurs moyens propres à rappeler à la vie les sujets asphyxiés par les anes-thésiques.

En effet, d'après des expériences de Duroy, l'oxygène administré en même temps que le chloroforme, retarde l'action anesthésique, et des chiens endormis complétement par le chloroforme peuvent être réveillés promptement par les inhalations d'oxygène.

Syncope. — On sait que l'oxygène a la propriété de régulariser et d'activer les contractions cardiaques en agissant sur les ganglions automoteurs. L'emploi de l'oxygène dans les cas de syncope est donc l'un des moyens les plus rationnels.

Albuminurie. — *Diabète.* — Dans l'expérience faite par Eckart, sur un albuminurique, les inhalations d'oxygène ont augmenté l'urée, et, par conséquent, modéré le passage de l'albumine dans les urines. On sait, d'un autre côté, et l'on verra bientôt, que tous les médica-ments oxydants, tels que les ferrugineux, les chlorures, peuvent être utiles dans l'albuminurie et dans la glycosurie. En effet, utiliser les principes albuminoïdes et sucrés, au lieu de les éliminer en pure perte, tel est le résultat à atteindre. On a donc essayé l'emploi de l'oxygène dans ces maladies; l'amélioration et même la disparition temporaire de ces états morbides eurent lieu, mais le mal reparut.

Phthisie. — On en dirait autant au sujet de cette maladie. On a fait respirer l'oxygène aux phthisiques, on a créé pour eux des instituts pneumatiques; mais, parfois, un bien-être passager, souvent des symptômes inflammatoires ont été les résultats de cette inhalation d'oxygène. Ce qu'il faut aux tuberculeux, c'est sans doute un air pur;

mais il faut d'autres moyens qui sont devenus classiques dans le traitement de cette maladie trop délaissée de nos jours, et au nombre desquels il faut compter surtout les médicaments réparateurs, tels que le phosphate de chaux ou même le lacto-phosphate.

Asthme. — L'oxygène parait avoir été employé pour la première fois, dans cette affection, par Beddoès, puis en 1782, par Marching et Poulle (de Montpellier); en 1784, par Stoll, puis par Chaptal. A notre époque, Demarquay, Trousseau et Pidoux, l'ont employé parfois avec avantage. Pendant les accès, il rend la respiration moins pénible et moins accélérée; le pouls perd sa petitesse et sa fréquence. Ces effets se conçoivent, mais le médicament, utile au moment de l'accès, ne modifie pas l'état morbide. Nous avons maintenant un autre agent, le bromure de potassium qui peut prévenir les attaques, et, à son défaut nous pourrions tirer quelque utilité de l'arsenic. Les avantages de l'oxygène, a un moment donné, dans la dilatation bronchique et dans l'emphysème, se conçoivent également, mais l'oxygène ne guérit en rien l'état morbide.

Tels ont été les principaux emplois internes de l'oxygène dans un but thérapeutique. On a vu que les asphyxies étaient les seuls états morbides contre lesquels ont pût obtenir de véritables succès parce que ces états sont passagers.

Pour être complet, j'ajouterai que l'eau chargée d'oxygène, a été conseillée dans les dyspepsies atoniques (l'eau n'en dissout que 1/20 de son volume); que du pain, qui avait séjourné dans une atmosphère d'oxygène, a paru être mieux digéré (l'oxygène, chassant l'acide carbonique du pain, empêche seulement le développement des mucédinées).

Il est impossible de traiter cette question de l'oxygène sans dire quelques mots des récents travaux de notre habile physiologiste M. P. Bert : ce savant après de longues recherches touchant l'influence de l'air comprimé et raréfié sur les animaux et des accidents qui peuvent en résulter pour l'homme a indiqué l'emploi du gaz oxygène en inhalations.

Tout récemment, un aéronaute, M. Croce-Spinelli, dans une ascension à 6 mille mètres, a constaté les bons effets de ce gaz contre les inconvénients qui résultent de la station à des hauteurs trop considérables : on trouvera là la consécration des expériences de laboratoire de M. Bert.

Usages externes. — Le contact de l'oxygène est nuisible aux plaies; en effet, d'après les recherches de Demarquay et de Lecomte sur les gaz, tandis que l'acide carbonique favorise la cicatrisation, l'azote est inerte et l'oxygène la retarde. Il serait donc avantageux, de plonger, comme on l'a fait déjà dans une atmosphère d'acide carbonique les membres affectés de plaies, au lieu de les laisser exposées au contact de l'air.

Mais il est une affection dans laquelle le contact de l'oxygène est avantageux, c'est la gangrène localisée. Raynaud, dans son travail sur la gangrène symétrique des extrémités, avait été conduit à admettre que l'une des conditions de cet état morbide, était l'absence de l'oxy-gène. Laugier mit cette idée en pratique; il plaça les extrémités affectées de gangrène dans des manchons mis en communication avec un appareil plein d'oxygène, et il vit l'œdème disparaître, la gangrène se limiter, et les parties menacées de sphacèle perdre leur teinte livide, pour prendre une coloration rosée. Depuis, d'autres médecins ont signalé des succès.

L'intéressant mémoire communiqué à l'Institut par MM. Demarquay et Lecomte a, depuis quelques années, remis l'oxygène en faveur dans la pratique médicale.

Confiant dans la valeur thérapeutique d'un gaz qui joue un rôle aussi considérable dans la nature et qui constitue le fluide indispen-sable à l'entretien de la vie animale, M. Limousin, s'est attaché à vul-gariser cette médication en donnant quelques moyens pratiques pour préparer l'oxygène pur, le doser et l'administrer facilement.

Le médecin est conduit rationnellement dans bien des cas à suppo-ser que l'administration de l'oxygène peut être utile pour combattre un état pathologique occasionné par un défaut d'oxygénation du sang; mais encore faut-il qu'il sache si cette respiration anormale n'amènera pas chez le malade des désordres qui pourraient en contre-indiquer l'emploi, et si véritablement, sous l'influence de cet agent, il se produit une modification physiologique sérieuse.

La question est évidemment compliquée; c'est un intéressant sujet d'études longues et délicates. M. Limousin tout en laissant la solu-tion de ce problème à de plus habiles et de plus autorisés que lui, a pensé que la détermination de la quantité exacte d'acide carbonique produit pendant l'inhalation de l'oxygène, comparée à celle produite pendant la respiration de l'air ordinaire, ne serait pas sans intérêt et pourrait fournir aux médecins quelques indications utiles pour les guider dans l'administration de ce gaz.

Voici l'expérience qu'il a institué à cet effet : il a respiré au moyen de son inhalateur 20 litres d'air atmosphérique ordinaire, les gaz pro-duits se rendaient dans un flacon laveur contenant deux litres de disso-lution de baryte caustique. Au bouchon de ce flacon étaient fixés deux tubes. Le premier, plongeant dans la solution portait un raccord en caoutchouc muni d'un bout destiné à être introduit dans la bouche. Le second, plus court, servait à donner passage aux gaz qui s'échappaient par cette voie après s'être lavés dans la solution de baryte. Le précipité formé a été recueilli sur un filtre, séché, pesé, et a donné pour les 20 litres d'air, 2 gr. 58 de carbonate de baryte.

Il a répété ensuite l'expérience avec 20 litres de gaz oxygène pur respirés dans les mêmes conditions. Le précipité sec, a donné cette fois 6 grammes de carbonate de baryte, c'est-à-dire une quantité d'acide carbonique plus grande que celle obtenue dans la première expérience, mais bien éloignée de celle que pourrait produire un semblable volume d'oxygène.

Évidemment dans ce cas l'organisme, obéissant à des lois naturelles invariables, ne peut en fixer une plus forte proportion, et tout le surplus sort des poumons sans avoir produit d'effet. Résultat très-heureux, car autrement, sans aucun doute, ces inhalations détermineraient des phénomènes inflammatoires qui les feraient abandonner.

La quantité d'oxygène pur rejeté par les poumons pendant la respiration de ce gaz est telle, qu'en opérant avec précaution, on peut rallumer une allumette en ignition en l'introduisant dans le flacon où l'on a recueilli les gaz expirés, et même dans la bouche de la personne soumise à l'inhalation.

L'action physiologique de l'oxygène pur ne s'arrête pas du reste, dès qu'on a suspendu l'inhalation de ce gaz. En continuant l'expérience, c'est-à-dire en recueillant dans une nouvelle solution de baryte les gaz expirés, quinze minutes après avoir cessé de respirer l'oxygène pur, M. Limousin a obtenu pour le même volume 3 gr. 20 de carbonate de baryte.

Il a dû, cette fois, relier le petit tube du flacon laveur à un ballon vide, et renvoyer les gaz, exhalés par le tube traversant la solution jusqu'à ce que le ballon ait acquis le volume de 20 litres.

De ces expériences, il tire cette conclusion que la quantité d'acide carbonique produit pendant l'inhalation d'une dose limitée d'oxygène pur, n'est pas telle qu'elle puisse faire craindre une trop grande énergie d'action, et que cependant elle est suffisante pour produire un effet thérapeutique sérieux.

Cherchant ensuite à résoudre ce problème qui lui a été fréquemment posé par beaucoup de médecins, sur le moment de la journée le plus importun pour administrer l'oxygène et sur la manière la plus efficace de le faire respirer, il a cru trouver dans les intéressants travaux de M. Claude Bernard une solution confirmée, du reste, par l'expérience de ceux qui ont eu recours à cette médication.

Dans ses recherches sur les phénomènes d'oxygénation du sang, M. Claude Bernard a démontré que le sang des animaux à jeun absorbait plus d'oxygène que pendant le travail de la digestion. Il y a donc lieu de tirer de ce fait la conclusion que l'oxygène, pour bien agir, doit être administré à jeun. La propriété qu'il possède de surexciter l'appétit, propriété qui a été signalée par le docteur Demarquay et confirmée par un grand nombre de médecins vient du reste justifier ce mode d'administration. Le savant physiologiste du Collège de France attribue la résistance plus grande à l'absorption de l'oxygène pendant l'acte de la digestion, à la quantité surabondante de sucre déversé, à ce moment, par le foie dans le torrent circulatoire. En même temps, il constate que certains agents viennent, au contraire, augmenter et faciliter cette oxygénation. Les substances alcalines, le chlorure de sodium, par exemple, agissent dans ce sens.

De là découle l'utilité, dans certains cas, de faire coïncider avec ces inhalations l'administration des sels alcalins et même peut-être de faire passer le gaz dans une solution de sel marin avant de le faire arriver dans les voies respiratoires. L'analyse spectrale a suffisamment démontré, dans ces derniers temps, la grande puissance de diffusion du chlorure de sodium dans l'atmosphère pour qu'on puisse espérer de ce moyen des résultats efficaces.

Dans certains cas particuliers, il peut y avoir avantage à atténuer l'énergie de l'oxygène respiré, et peut-être, suivant les indications fournies par les observations du docteur Sales-Girons, serait-il opportun de faire passer ce gaz dans une solution saturée de goudron.

M. Sales-Girons a en effet observé que l'oxygène de l'air ordinaire, saturé de vapeurs goudronneuses, n'agissait plus sur le phosphore avec la même activité, et qu'un bâton de cette substance, plongé dans ce milieu, cessait d'être phosphorescent. M. Limousin ne sait, au point de vue physiologique et médical, s'il faut se hâter de tirer de ce fait une conclusion, car le phosphore n'est pas phosphorescent dans l'oxygène pur et ce phénomène singulier, pas plus que le premier, ne paraît avoir reçu d'explication satisfaisante. Cependant l'action particulière du goudron peut suffire pour engager, dans certaines circonstances, le médecin à faire respirer l'oxygène saturé d'émanations goudronneuses. La disposition de l'inhalateur, dont la description suit, permet du reste facilement d'ajouter aux effets de l'oxygène l'action particulière de certains médicaments qu'on peut dissoudre ou suspendre dans l'eau qui sert au lavage.

Inhalateur. — L'appareil que M. Limousin a imaginé pour pratiquer ces inhalations se compose de trois parties : un ballon sphérique en caoutchouc de la contenance ordinaire de 30 litres, servant de réservoir à l'oxygène ; un pied en cuivre qui le supporte et une carafe fonctionnant comme un laveur disposé à la manière du *naghilé* des Orientaux.

Cette carafe est fermée par un bouchon qui porte deux tubes. Le plus long plonge dans l'eau par une de ses extrémités, et par l'autre se réunit au robinet du ballon au moyen d'un petit raccord. Le plus court, par lequel on respire le gaz, se termine par un bout que le malade prend dans sa bouche. Il lui suffit alors de faire un mouvement de succion et d'aspiration pour que le gaz sortant du réservoir se rende dans les poumons après s'être lavé dans l'eau.

L'oxygène inhalé est conservé quelque temps dans la poitrine, puis rejeté. On continue ainsi pendant tout le temps que doit durer l'inhalation.

Si, au début, le gaz comprimé par les parois du ballon s'échappe avec trop de violence, ou donne moins d'ouverture au robinet, et, si à la fin, il sort avec difficulté, il suffit d'exercer une légère pression sur le réservoir pour chasser l'oxygène à travers l'eau du flacon; ce moyen est surtout utile pour insufler l'oxygène aux asphyxiés et aux asthmatiques. En aspirant avec cet instrument, on laisse toujours entrer dans les poumons une petite quantité d'air atmosphérique, qui pénètre dans les fosses nasales. Si l'on voulait, dans certains cas, respirer le gaz complétement pur il suffirait de se pincer le nez de manière à empêcher l'introduction de l'air.

Appareil pour préparer l'oxygène. — M. Limousin a fait connaître, il y a quelques années, un appareil disposé pour préparer de grandes quantités d'oxygène. Il permet de doser ce gaz facilement dans les réservoirs; mais comme il est très-volumineux et d'une installation coûteuse, il ne peut être utile que pour une grande fabrication.

Afin de permettre aux pharmaciens qui auraient une petite quantité d'oxygène à préparer de l'obtenir facilement, rapidement et sans danger, il a fait construire un petit appareil, qui fonctionne avec une telle commodité et une telle rapidité qu'une personne étrangère aux manipulations chimiques peut obtenir 30 litres de gaz, en quelques minutes. Il se compose d'une petite cornue en acier, formée par deux calottes hémisphériques réunies par un rebord. La fermeture est rendue hermétique par un système de vis et une lanière circulaire en caoutchouc pouvant résister à une très-haute température. Une disposition particulière de la cornue empêche la saillie du caoutchouc dans l'intérieur, et par son interposition entre les deux calottes, cette lanière, en raison de sa mauvaise conductibilité, apporte un obstacle à l'échauffement trop considérable de la partie supérieure.

Pour le faire fonctionner, on met dans la cornue un mélange fait dans les proportions ordinaires de chlorate de potasse très-sec et de peroxyde de manganèse bien pur, et surtout ne contenant ni chlorures ni nitrates.

La préparation de l'oxygène au moyen d'un mélange de chlorate de potasse et de peroxyde de manganèse a été dans ces derniers temps la cause d'un accident déplorable. Parmi les précautions qui nous semblent devoir attirer spécialement l'attention des manipulateurs, nous signalerons les suivantes :

1° Ne jamais employer le peroxyde de manganèse sans l'avoir soumis à une calcination préalable. Cette opération a le grand avantage de détruire les matières combustibles qui peuvent se trouver mélangées accidentellement avec le peroxyde de manganèse et qui, associées ultérieurement au chlorate, formeraient un mélange explosif extrêmement dangereux. Le peroxyde de manganèse ne perdant pas, comme on le sait, son activité par un fonctionnement antérieur, on peut également ne jamais en faire usage sans l'avoir chauffé avec du chlorate dans un creuset ouvert. L'oxyde lavé et séché après chaque opération, peut servir indéfiniment ;

2° Mélanger exactement le chlorate et le peroxyde avant de les introduire dans la cornue ; adopter le rapport de 1 partie de chlorate pour 1 partie de peroxyde calciné. Un tel mélange, soumis à l'action d'une température suffisante pour amener la décomposition totale du chlorate ne subit pas la fusion et donne lieu à un dégagement de gaz régulier à mesure que la chaleur pénètre dans la masse des couches extérieures aux portions centrales ;

3° Produire la décomposition au moyen d'une lampe à alcool, d'un bec à gaz de Bunsen ou d'un feu de charbon aussi peu intense que possible. Si, après quelques instants de chauffage, on ne constate aucun dégagement de gaz, il convient d'arrêter immédiatement le feu et de rechercher s'il n'y a aucune obstruction dans l'appareil ;

4° Constater le degré de pureté du chlorate de potasse et ne faire usage de ce sel qu'à l'état de siccité ;

5° Nous appelons d'une façon toute particulière l'attention sur les dangers qui pourraient résulter pour les manipulateurs de la substition ou du mélange de *sulfure d'antimoine* ou de *plombagine* au peroxyde de manganèse.

Ces précautions prises, on visse alors solidement la cornue, on la réunit à un flacon laveur contenant une solution de potasse caustique et l'on allume la lampe à alcool disposée au-dessous.

Le gaz oxygène se dégage presque instantanément et se rend dans le réservoir en caoutchouc qu'on a par un raccord disposé à cet effet, réuni au petit tube du laveur.

En quelques minutes on peut obtenir 30 litres de gaz oxygène parfaitement pur ne troublant pas la solution de nitrate d'argent et ne rougissant pas la teinture de tournesol.

Pour éviter la rentrée de l'eau dans la cornue, quand l'opération est terminée, avant d'éteindre la lampe, on sépare l'appareil du flacon laveur en enlevant le tube en caoutchouc qui les réunit.

Les appareils de M. Limousin se trouvent dessinés dans le *Traité classique de Soubeiran*. 7ᵉ édition refondue par J. Regnauld, 1870, où nous avons puisé les précautions indiquées aux manipulateurs pour la préparation de l'oxygène.

Eau oxygénée gazeuse. — Pour répondre aux demandes de plusieurs médecins et afin de permettre un autre mode de l'administration de l'oxygène, M. Limousin a préparé une eau saturée de ce gaz. Voici comment il opère : dans la sphère d'un appareil analogue à celui qui sert à la fabrication de l'eau de seltz, il fait arriver l'oxygène pur et de l'eau distillée.

Un agitateur fonctionnant avec une grande vitesse mélange le gaz et l'eau. Quand le manomètre indique une pression de 7 à 8 atmosphères, il procède à l'embouteillage en opérant comme pour l'eau gazeuse ordinaire.

Malgré le peu de solubilité de l'oxygène, cette solution est assez chargée pour chasser énergiquement le bouchon dès qu'on a coupé la ficelle qui le retient.

Une allumette en ignition introduite vivement dans la partie vide du flacon, dès qu'il est débouché, doit rester incandescente et parfois même se rallumer, si l'eau a été bien préparée.

Cette eau oxygénée gazeuse, comme on le voit, n'a pas de rapport avec le bioxyde d'hydrogène de Thénard. Elle paraît agir sur l'économie par des propriétés stimulantes très-prononcées ; on l'administre habituellement à la dose d'un ou deux verres à chaque repas, soit pure, soit mêlée au vin.

Elle a déjà été conseillée, comme tonique, pour combattre certaines affections des voies digestives, mais son action n'a pas été étudiée complétement, parce que ce produit n'a pas été jusqu'ici fabriqué d'une manière régulière. Tel est en résumé, l'exposé de quelques travaux auxquels M. Limousin s'est livré sur cette nouvelle médication. Il les a soumis à l'appréciation des médecins et des pharmaciens, dans l'espoir que ces questions intéressantes seront reprises et étudiées par les hommes spéciaux.

II. — CITRATE DE POTASSE.

L'acide citrique étant tribasique, les citrates neutres, ou sels trimétalliques, auront pour formule $(MO)^3$, $C^{12}H^5O^{11}$; les citrates acides ou sels bimétalliques seront représentés par $(MO)^2$, HO, $C^{12}H^5O^{11}$; MO, $(HO)^2$, $C^{12}H^5O^{11}$ représente la formule des sels monométalliques.

Plusieurs citrates se rencontrent dans la nature ; ainsi, on trouve du citrate de potasse dans les topinambours et les pommes de terre ; du citrate de chaux dans les feuilles et les tiges de la gaude, dans les oignons, les pommes de terre enfin du citrate de magnésie dans la gaude. Les citrates sont généralement solubles dans l'eau.

Nous ferons remarquer qu'il existe trois citrates de potasse : 1° le citrate neutre ; 2° le citrate acide ; 3° le citrate suracide.

Le citrate neutre de potasse est seul employé en médecine jusqu'ici, mais les deux autres jouissent des mêmes propriétés.

Citrate neutre de potasse. $(KO)^3$, $C^{12}H^5O^{11}$, $2HO$. — Le citrate neutre de potasse forme des cristaux aciculaires transparents, qui sont groupés en étoiles. Ce sel est déliquescent ; il a une saveur alcaline. Il est insoluble dans l'alcool absolu, chauffé à 200°, il perd son eau de cristallisation.

Pour l'obtenir, on sature une dissolution d'acide citrique par du carbonate de potasse, et l'on abandonne la liqueur à l'évaporation spontanée.

Citrate acide de potasse. $(KO)^2$, HO, $C^{12}H^5O^{11}$. — Le citrate acide de potasse cristallise en prismes ou se présente en masse amorphe. Ce sel a une saveur acide et agréable ; il est insoluble dans l'alcool absolu. On le prépare de la manière suivante : Une quantité pesée d'acide citrique est neutralisée par du carbonate de potasse ; on ajoute ensuite dans la dissolution la moitié en poids de l'acide qui a été saturé, puis on abandonne la liqueur à l'évaporation spontanée.

Citrate suracide de potasse. KO, $(HO)^2$, $C^{12}H^5O^{11}$, $4HO$. — Ce sel forme de gros cristaux prismatiques enchevêtrés les uns dans les autres. Ces cristaux ne s'altèrent pas à l'air ; ils ont une saveur acide et se dissolvent dans l'alcool bouillant.

Le citrate suracide de potasse fond à 100° dans son eau de cristallisation, laisse dégager cette eau, et se convertit en un liquide gommeux qui cristallise par le refroidissement.

Pour obtenir le citrate suracide de potasse, on sature exactement par du carbonate de potasse la moitié d'une quantité pesée d'acide citrique. Cela fait, on ajoute dans la dissolution l'acide qui a été mis en réserve, puis on évapore la liqueur à la température de 40°.

Usage thérapeutique. — Le professeur Attfield, en analysant la viande de bœuf avant et après salaison, a démontré qu'elle perd par cette opération une certaine quantité de potasse déplacée par la soude du sel marin. Ce fait peut donner à penser que c'est à la pauvreté en potasse que l'on peut attribuer l'influence fâcheuse des viandes salées dans la production du scorbut. On peut admettre aussi que le citron n'agit contre cette maladie que par la potasse qu'il renferme et l'on peut supposer qu'il serait possible de remplacer celui-ci par un sel organique de potasse. Ce sont ces hypothèses qui ont conduit à employer le citrate de potasse contre le scorbut au lieu de l'horrible mélange usité dans les marines anglaise et française et composé de *limejuice* (jus de citron) et de rhum ; les essais tentés jusqu'à ce jour ont eu de bons résultats. Dose 0 gr. 15 à 0 gr. 40 par jour.

III. — PROTOCHLORURE DE FER. (Fecl.)

Syn. : *Muriate ou hydochlorate de fer. — Chlorure ferreux;
chloruretum ferrosum.*

Le protochlorure de fer est connu à l'état anhydre et à l'état hydraté. L'anhydre n'a pas d'emploi en médecine, l'hydraté est seul employé ; c'est donc de ce dernier dont nous nous occuperons. Il fond à une température élevée dans son eau de cristallisation : si l'application de la chaleur a lieu à l'abri du contact de l'air, l'eau se dégage et laisse déposer une masse saline blanche, mais si l'accès de l'air n'est pas interdit, il se forme du perchlorure de fer qui se dégage avec l'eau et il reste une masse saline contenant un sel basique vert foncé, fusible et cristallisé en écailles. Le sel ainsi obtenu est décomposé par l'eau : le protochlorure de fer se dissout et il reste du protoxyde de fer qui s'oxyde très-rapidement, et passe successivement à l'état d'oxyde vert à celui d'oxyde jaune hydraté. Les dissolutions de protochlorure de fer attirent peu à peu l'oxygène de l'air, déposent un sous-chlorure de protoxyde de fer rouge jaunâtre, prennent insensiblement une couleur jaune foncée et contiennent alors une combinaison de protochlorure et de sesquichlorure de fer.

Préparation. — Le protochlorure de fer *hydraté* s'obtient par voie humide, en dissolvant le fer dans l'acide chlorhydrique. La liqueur, légèrement acide, étant soumise à l'évaporation, laisse déposer des cristaux verdâtres qui dérivent d'un prisme rhomboïdal oblique, et contiennent quatre équivalents d'eau (Fecl, 4HO).

Le Codex donne le procédé suivant : Saturez dans un matras de l'acide chlorhydrique par de la tournure de fer : faites bouillir sur un excès de tournure, laissez déposer, décantez et évaporez rapidement à siccité.

Au lieu de tournure de fer on emploie avec avantage les pointes de Paris qui présentent ce métal dans un état suffisant de pureté.

En chauffant fortement la dissolution jusqu'à consistance sirupeuse, ce sel cristallise. Il est vert et déliquescent.

Effets physiologiques — La question de l'action des ferrugineux est l'une des celles qui ont été et qui sont encore le plus controversées. Pour les uns, ces médicaments ne seraient pas absorbés ; ils exerceraient par leur présence dans l'estomac, une action tonique d'où résulterait une suractivité des fonctions de la nutrition et de l'innervation. Pour les autres, les ferrugineux seraient absorbés et concourraient à la régénération des globules sanguins. Les partisans de la première opinion se fondent sur certaines expériences de Cl. Bernard qui, ayant porté dans l'estomac des animaux de la limaille de fer, et du lactate de fer, n'aurait jamais trouvé dans le sang de la veine porte plus de fer que de coutume ; ils s'appuient surtout sur ce fait qui est exact, qu'après l'ingestion des ferrugineux, le fer ne passe qu'en quantité excessivement faible dans les urines. Les partisans de la seconde opinion ne sont basés surtout sur les résultats thérapeutiques, car il fallait de toute nécessité que le fer passât dans le torrent circulatoire, pour faire partie des globules qui se régénèrent dans le traitement de l'anémie par ce métal ; ils auraient pû se fonder également sur certaines expériences qui ont établi le passage, dans le lait, du fer et d'autres métaux tels que le zinc.

Au milieu de ces opinions les plus contradictoires, M. Rabuteau a cherché à discerner la vérité en recourant à la méthode expérimentale. Partant de ce fait que l'acide chlorhydrique est l'acide du suc gastrique, et que, le carbonate et le sexquioxyde de fer, qui sont insolubles, ne pouvaient être absorbés qu'après s'être transformés en chlorures dans l'estomac, il a expérimenté avec le protochlorure de fer, et il est arrivé à des résultats qui permettent de juger la question de l'absorption des ferrugineux du moins en ce qui concerne le chlorure ferreux.

Ayant remarqué que le protochlorure de fer, bien différent du perchlorure, ne coagulait pas l'albumine du blanc d'œuf ni celle du sang, et qu'il ne précipitait nullement le suc gastrique, M. Rabuteau en a pris lui-même, et en a fait prendre à des sujets bien portants et à des chloroanémiques ; de plus après l'avoir injecté à la dose de 25, de 50 centigrammes dans les veines des chiens, il a constaté que leur urine ne contenait guère plus de fer qu'à l'état normal, et que la presque totalité de ce métal se retrouvait dans les matières excrémentielles. Il avait ainsi la preuve que : 1° le protochlorure était un composé inoffensif à des doses relativement fortes et que, s'il ne passait presque pas dans les urines, ce fait ne devait pas être attribué à une diminution de la fluidité du sang, puisque même après des injections du protochlorure à dose toxique, le sang du chien qui se coagule avec une rapidité remarquable à l'état normal, ne se coagulait plus dans les vaisseaux ni hors des vaisseaux ; 2° que l'on ne pouvait arguer de l'absence du fer dans les urines, la non absorption de ferrugineux ingérés dans l'estomac, puisqu'il avait produit d'emblée l'absorption du protochlorure en l'injectant dans le torrent circulatoire. D'ailleurs les choses s'étaient passées ici comme dans plusieurs expériences où ayant injecté dans le sang des sels de cadmium, d'uranium, etc., il avait remarqué que ces métaux ne se retrouvaient pas dans l'urine ou n'y passaient qu'en quantité infinitésimale.

Mais, pour résoudre complétement la question, il fallait voir ce qui se passait après l'ingestion du protochlorure dans l'estomac. Pour cela, il a porté, à l'aide d'une sonde, dans l'estomac des chiens, des quantités variables de ce sel, et il les a sacrifiés deux ou trois heures plus tard. Or, il a trouvé que l'estomac ne renfermait plus que des quantités minimes de ce composé, que l'intestin en renfermait des quantités un peu plus grandes, mais que la majeure partie du proto-chlorure avait pénétré dans le torrent circulatoire.

En effet, le sang analysé dans ces divers cas, contenait plus de fer que d'ordinaire. Il avait donc, cette fois, la preuve évidente que le protochlorure était parfaitement absorbable; d'un autre côté, ses premières expériences avaient refuté l'erreur de ceux qui pensaient que le fer devait nécessairement se retrouver dans les urines, si l'absorption des ferrugineux était réelle.

D'autres expériences ont en outre établi le mode d'absorption de fer réduit, du carbonate et du sesquioxyde de fer. En effet, il a reconnu que du carbonate de fer, étant ajouté à du suc gastrique de chien, s'y transformait en protochlorure; d'un autre côté, le sesquioxyde de fer donne naissance à du perchlorure qui, à son tour, est transformé en protochlorure, d'après des recherches récentes qu'il a faites sur la réduction de ce sel dans l'organisme. Tous ces médicaments, de même que le fer, se métamorphosent donc en protochlorure et sont absorbés sous cette forme. Mais, on remarquera que ces composés ne pouvant se transformer en chlorures que sous l'influence de l'acide chlorhy-drique du suc gastrique, il faut que celui-ci soit en état de les dissoudre, condition déjà remplie lorsqu'on administre le protochlorure.

ACTION SUR LE TUBE DIGESTIF. — Les préparations solubles étant absorbées directement lorsqu'elles sont suffisament diluées, lorsqu'elles ne coagulent pas l'albumine et ne possèdent pas une trop forte astrin-gence, le protochlorure de fer qui satisfait à cette triple exigence est un agent qui réunit les conditions d'action les plus certaines. Et, en effet, ce dernier ingéré en une fois à des doses fortes, 0,50 centi-grammes, par exemple, n'a produit ni diarrhée ni constipation. Ayant été injecté dans le sang chez un chien à la dose de 0,25 centigrammes, ces accidents ne se sont pas manifestés; c'est là une supériorité incon-testable. Du reste, cette seule considération (elle repose sur des bases expérimentales sérieuses) que le protochlorure de fer est le résultat ultime de la transformation connue de la plupart des ferrugineux en présence du suc gastrique, doit lui assurer la préférence sur toutes les préparations martiales — qui exigent un surcroit de travail des glandes à pepsine pour assurer cette transformation. Trousseau recom-mandait, il est vrai, d'administrer d'abord les martiaux insolubles, mais il n'a pas dit sur quoi il fondait cette pratique qui, aujourd'hui ne peut être acceptée que par l'empirisme qui prescrit au hasard telle ou telle préparation pour passer à d'autres si les premières ne réussissent pas. Ce sel sur lequel nous n'insisterons pas davantage, sera employé avec succès dans tous les cas où les *modificateurs de la nutrition* sont indiqués ; nous ne voulons pas refaire ici la thérapeutique bien connue des ferrugineux.

Doses et mode d'administration. — Le sel étant soluble pourra être prescrit à la dose de 0,10 à 20 centigrammes et ingéré à un moment quelconque de la journée. Rabuteau conseille de l'administrer avant les repas, mais je me suis assuré que pris avec des aliments sous forme d'eau de seltz ferrugineuse (l'acide carbonique ne décompose pas le protochlorure du fer), cette substance était absorbée plus facilement encore, car il ne détermine alors après le repas ni somnolence ni troubles gastriques. Je pense même que c'est la meilleure manière d'administrer ce remède à la dos de 0,25 centigrammes pour un syphon d'un litre : cette eau que j'appellerai de *Rabuteau* doit remplacer avec avantage l'*eau de Trousseau*.

VI. — OXALATE DE FER.

En janvier 1873, M. le docteur Girard a communiqué à l'Académie de médecine, les résultats de ses recherches sur une préparation martiale nouvelle, à laquelle il a reconnu certaines qualités qui devraient, d'après cet auteur, lui faire accorder, en maintes circonstances, la préférence sur la plupart des ferrugineux généralement employés. Il s'agit de l'oxalate neutre anhydre de protoxyde de fer. (FeO,C^2O^3.)

Propriété, préparation. — Ce sel se présente sous forme d'une poudre jaune pâle, en apparence amorphe, mais que M. Girard a reconnu constituée par des cristaux prismatiques fort réguliers, les uns isolés, plus volumineux, les autres plus petits et groupés en rosaces. Il existe dans la nature, c'est le sel que les minéralogistes appellent *humboldite* ou *fer oxalaté* ; sa densité est égale à 1.4. Chauffé au rouge, il se décompose complétement et laisse un résidu de protoxyde de fer mêlé d'un peu de fer métallique. Le résidu est pyrophorique. La composition de la *humboldite* est représentée par la formule $FeO,C^2O^3,HO^{1\,1/2}$. On l'obtient anhydre dans les laboratoires, en faisant dissoudre du fer dans l'acide oxalique ; on le produit aussi, mais non pas anhydre, en précipitant du sulfate de protoxyde de fer par l'acide oxalique ou l'oxalate neutre de potasse.

Ce sel anhydre, au contact de l'eau pure, paraît s'hydrater lentement, et l'on voit se former dans le tube, au point de contact de la surface liquide avec la poudre qui en occupe le fond, une ligne rougeâtre de plus en plus prononcée ; indice de l'oxydation qui transforme graduellement le sel ferreux en ferrique. L'oxalate anhydre de protoxyde de fer est très-peu sapide ; cependant, lorsqu'il reste sur la langue, il donne au bout de quelques instants une saveur légèrement atramentaire. Cette insipidité relative rend l'administration facile ; elle semble aussi très-rassurante pour les médecins qui redoutent les effets irritants des oxalates et de l'acide oxalique. On a reproché à ce médicament, de déterminer la gastralgie, mais ni M. Vigla, ni M. Hérard n'ont eu occasion de remarquer cet inconvénient. Dans quelques cas on a noté l'accroissement de l'appétit dès les premières doses ; dans d'autres, les malades qui souffraient de constipation, avaient eu le premier jour une garde-robe facile.

Peut-on voir dans ce dernier fait la preuve d'une action relâchante qui serait particulière à l'oxalate ferreux? Il n'est pas possible de l'admettre, car l'effet ne s'est pas maintenu, et le même phénomène s'observe à la suite de l'ingestion des premières doses de toute préparation martiale soluble, et même de toute substance astringente capable d'exciter la contractilité intestinale.

C'est ainsi que le perchlorure et le sulfate de fer facilitent d'abord l'exonération, tandis que plus tard ils resserrent le ventre. Ce sont, à vrai dire, des eccoprotiques, mais non des laxatifs.

L'oxalate de fer de M. Girard fera-t-il mieux, sous ce rapport, que le tartrate ferrico-potassique de M. Mialhe? L'observation d'un grand nombre de faits peut seule nous l'apprendre.

En tous cas, l'insolubilité de l'oxalate ferreux semble peu favorable à la production d'effets de contact aussi prononcés, et j'ajoute que rien n'autorise à penser que ce sel puisse devenir plus soluble dans les premières voies sans être altéré dans sa composition et sans cesser d'être une combinaison neutre d'acide oxalique et d'oxyde de fer. En effet, il est permis de prévoir que dans l'estomac les acides s'empareront d'une partie de la base et feront un oxalate acide, sinon de l'acide oxalique libre ; tandis que dans l'intestin, les liquides alcalins précipiteront sans doute l'oxyde de fer à l'état de carbonate, en donnant naissance du même coup à de l'oxalate de soude.

On pourrait même attribuer l'action laxative des doses relativement élevées de la préparation de M. Girard (40 à 50 centigrammes par jour), à cet oxalate de soude formé secondairement, ou à cet acide oxalique mis en liberté. Il sera nécessaire de vérifier ces différentes hypothèses en mettant successivement une solution d'oxalate ferreux en présence du suc gastrique et des liquides alcalins de la bouche ou de l'intestin grêle. Il importerait aussi de retrouver l'oxalate dans les fèces et de rechercher la présence des cristaux octaédriques d'oxalate de chaux dans la sécrétion rénale. Le sujet vaut la peine d'une étude attentive et vraiment scientifique.

MÉDICAMENTS MODÉRATEURS DE LA NUTRITION.

I. — OLÉATE DE MERCURE ET DE MORPHINE.

Le docteur John Marshall a proposé récemment de remplacer l'onguent mercuriel dans lequel, comme on le sait, le mercure métallique est seulement divisé, par une dissolution d'oxyde de mercure dans un liquide onctueux ou oléagineux, et il a pensé qu'avec une semblable préparation, les effets qu'il obtiendrait seraient beaucoup plus prompts et plus satisfaisants.

La préparation qui lui a paru la plus convenable est le mélange d'oxyde jaune de mercure récemment précipité et bien sec, lequel se combine facilement avec l'acide oléique, surtout à la température d'environ 150°.

Il a fait préparer des dissolutions contenant des quantités d'oxyde de mercure variant de 5 à 20 gr. 100 ; la seule précaution à observer dans la préparation de ces composés, est d'employer l'acide oléique pur et de chauffer lentement et modérément pour ne pas réduire l'oxyde.

Ces nouvelles préparations, en raison de la propriété que possède l'acide oléique d'être absorbé facilement par la peau, paraissent agir très-promptement et très-efficacement dans le traitement des inflammations chroniques des articulations. M. Marshall s'est parfaitement trouvé d'ajouter à *l'oléate de mercure* de la morphine qui s'y dissout parfaitement.

La formule généralement adoptée à New-York est 100 p. d'acide oléique, 5 de deutoxyde de mercure et 2 de morphine.

Ce nouveau médicament a été jusqu'ici peu expérimenté en France, il se recommande cependant par la forme réduite sous laquelle il présente un agent médicamenteux très-employé et très-embarrassant à l'état d'onguent mercuriel.

II. — OLÉOSTÉARATES EN GÉNÉRAL
ET OLÉOSTÉARATE DE ZINC EN PARTICULIER.

Les avantages que présentent ces nouveaux médicaments, tant au point de vue des formes pharmaceutiques particulières auxquelles ils se prêtent, que des résultats que la thérapeutique peut en espérer, doivent appeler l'attention des praticiens.

Les oléostéarates (ou plutôt les oléostéaromargarates) sont des sels qui ont pour base, les oxydes des différents métaux, et pour acides, les acides oléique, stéarique et même margarique, que l'on extrait des corps gras par la saponification.

Deux procédés sont mis en usage pour la préparation de ces sels :

L'un, qui est décrit, consiste à mettre en présence, avec une certaine quantité d'eau, les différents oxydes que l'on veut combiner, et les acides ou bien les corps gras naturels où ils se trouvent en combinaison avec la glycérine sous les noms d'*oléine*, de *stéarine*, de *margarine*. Dans ce cas, l'action de la chaleur est souvent nécessaire, car la combinaison s'effectue lentement. C'est ainsi que l'on prépare le savon amygdalin (oléate de soude) le savon blanc, l'emplâtre simple (oléostéaromargarate de plomb).

Dans d'autres cas, et particulièrement lorsque l'oxyde qui doit entrer dans la combinaison est d'une alcalinité peu prononcée ou d'une faible solubilité dans l'eau, et qu'en outre l'oléostéarate est insoluble dans ce même véhicule, il faut avoir recours au second procédé, qui permet d'obtenir le sel indirectement et par double décomposition. C'est ainsi que l'on obtient les oléostéarates de fer, de cuivre, de mercure, etc., et des différents alcaloïdes.

On prend pour cela une solution de savon amygdalin, et on l'ajoute par fractions, tant qu'il se forme un précipité, à une solution d'un sel soluble de la base dont on veut obtenir l'oléostéarate, en évitant toutefois d'employer un excès de la première, ce que l'on reconnaîtrait à la teinte laiteuse que prend la liqueur surnageante, qui doit se séparer sensiblement limpide de l'oléostéarate formé.

Il faut choisir le sel métallique qui se prête le mieux à la précipitation. Ainsi pour le fer, le cuivre, on prend le sulfate, pour le mercure on peut prendre l'azotate de bioxyde, en évitant de laisser dans la liqueur mercurielle un excès d'acide azotique, qui possède aussi la propriété de décomposer le savon alcalin en mettant les acides gras en liberté. Pour les oléostéarates d'alcaloïdes proposés par M. Tripier, on prend le chlorhydrate de morphine, de quinine, etc.

Ces sels, avons-nous dit, offrent, au point de vue des formes pharmaceutiques, des avantages que plusieurs auteurs, et particulièrement M. Jeannel, ont signalés. Ils permettent, en effet, par leur facile solubilité dans les corps gras, de préparer des huiles ferrugineuses, etc., des pommades qui contiennent les principes actifs (oléostéarate de morphine, de quinine, etc.), à l'état de dissolution dans l'excipient, ce qui peut les faire préférer aux mêmes préparations dans lesquelles les principes actifs sont incorporés par simple mélange ou dissous dans l'eau, et deviennent peut-être alors peu absorbables.

Enfin, les oléostéarates peuvent se prêter avec succès à quelques applications thérapeutiques, et pour n'en donner qu'un exemple, l'oléostéarate de zinc qui, mélangé à une quantité convenable d'excipient gras, d'après la formule ci-dessous, donne d'excellents résultats dans le traitement de l'eczema chronique accompagné de démangeaisons :

Oléostéarate de zinc sec	5
Suif de mouton	15
Huile d'amandes douces	15

Délayez à l'aide d'une partie de l'huile l'oléostéarate de zinc dans un mortier de porcelaine légèrement échauffé, et ajoutez peu à peu le mélange fondu et en partie refroidi, de suif et d'huile d'amandes douces.

MÉDICAMENTS STIMULANTS ET ANTIPUTRIDES.

I. — THYMOL.

SYN : *Acide thymique* $= C^{20}H^{14}O^{2}$.

Parmi les agents antiputrides et antisceptiques, l'acide phénique et
la créosote occupent les premiers rangs, et ont rendu de tels services,
que, malgré leur odeur désagréable, ils ont pris une place définitive
dans la thérapeutique usuelle. Mû par le désir de trouver parmi les
nombreux corps dont la chimie dispose, un agent d'une valeur égale
et se rapprochant autant que possible des précédents par ses propriétés
chimiques sans avoir leur odeur désagréable. M. Bouilhon s'est arrêté
au produit retiré par distillation de l'essence de thym. Ce corps, considéré à juste titre par Gerhardt comme devant être un homologue de
l'acide phénique, satisfait à la formule générale des phénols qui est
représentée par $C^{n}H^{n-6}O^{2}$, le nouvel homologue retiré de l'essence de
thym a pour formule $C^{20}H^{14}O^{2}$; ce corps, désigné par l'auteur sous le
nom d'acide thymique, et mieux connu sous celui de *Thymol*, peut
être obtenu cristallisé. Dans cet état, il fond à 44° centigrades, et entre
en ébullition à 230° sous la pression de $0^{m}.76$. Une fois fondu, il présente souvent la propriété de rester indéfiniment à l'état liquide. Il est
fort peu soluble dans l'eau, très-soluble dans l'alcool et d'autant plus
que celui-ci séra plus concentré, il se dissout enfin dans l'éther et les
corps gras; il ne possède aucun pouvoir rotatoire. Il se combine facilement avec les alcalis, tels que la potasse et la soude, en forme de sels
solubles. Il possède la propriété importante et de se combiner avec les
peaux et les tissus animaux et de les rendre imputrescibles. Concentré,
il possède une saveur âcre et caustique, mais en solution très-étendue,
on ne perçoit que le goût de thym et une sensation de fraîcheur comparable à celle que produit l'essence de menthe.

L'acide thymique s'extrait de l'essence de thym, dans laquelle il se
trouve mélangé avec un carbure d'hydrogène nommé *thymène*, isomère
de l'essence de térébenthine, et qui répond par conséquent à la formulé $C^{20}H^{16}$.

En traitant de l'essence de thym par une solution aqueuse de potasse ou de soude, l'acide thymique se dissout en formant un thymate soluble; on sépare ainsi le thymène, qui ne se combine pas avec les alcalis.

En décomposant le thymate par un acide, l'acide thymique est mis en liberté; on le purifie par des lavages, on le déssèche et finalement on le distille.

On peut obtenir l'acide thymique en soumettant l'essence de thym à un refroidissement prolongé; dans ce cas, il cristallise, mais celui qui est extrait par la potasse, quoique soumis à une température très-basse, ne se solidifie pas, même en y projetant quelques cristaux de la modification obtenue par le froid, afin d'amorcer la cristallisation.

L'acide thymique offre donc deux états isomériques différents. Cette similitude de propriétés entre l'acide thymique et l'acide phénique ainsi que son odeur agréable, engagèrent M. Bouilhon à le substituer à ce dernier dans l'usage médical.

M. le docteur Paquet, professeur à l'école préparatoire de médecine de Lille, s'est assuré par des expériences nombreuses que ce produit organique mérite une place importante dans la série des moyens que le chirurgien emploie comme désinfectants, ou dans le but de modifier les plaies de mauvaise nature et d'obtenir leur cicatrisation rapide. Des diverses expériences qu'il a faites, le docteur Paquet conclut :

1° Que l'acide thymique mérite à juste titre d'être rangé parmi les modificateurs des plaies, les antiputrides et les antiseptiques;

2° Concentré, il remplace très-avantageusement l'acide azotique monohydraté et le nitrate d'argent dans la cautérisation des nerfs dentaires. Il est surtout préférable à l'acide phénique, car il ne laisse pas après lui dans la bouche de l'opéré l'odeur si désagréable de l'acide phénique;

3° En solution aqueuse au millième avec addition de quelques grammes d'alcool, il est un adjuvant utile de la cautérisation des plaies, et son emploi est surtout indiqué dans les cas où la teinture d'iode et les autres moyens d'irritation substitutive, ou antiseptique et antiputride ont été vainement employés;

4° Il serait à désirer que le prix de revient de l'acide tyhmique pût être réduit, car il deviendrait un excellent moyen de conservation des pièces anatomiques.

Cet acide peut se combiner avec la glycérine, l'aniline et le tannin.

Nous joignons ici quelques formules dues à M. Bouilhon.

Lotion à l'acide thymique.

Acide thymique . . . . 1 gramme.
Alcool à 85° . . . . 4 gr.
Eau distillée . . . . 995 gr.

Employé pour panser les plaies.

Pommade.

Axonge . . . .   30 grs. }
Acide thymique . . 2 à 20 gtes. } incorporé par trituration.

Potion et pilules à l'acide thymique.

Acide thymique . . . . 2 à 10 gtes
Looch blanc . . . .   120 grammes.
Acide thymique . . . .   0,20 gr.
Savon médicinal . . . .   0,40 gr.

Le savon est indispensable pour assurer la division de l'acide.

II. — DES ESSENCES DE CERTAINES LABIÉES EMPLOYÉES EN BAINS GÉNÉREUX.

Aux agents ordinaires de la médication révulsive et stimulante cutanée, tels que bains sulfureux, fumigations aromatiques, hydrothérapie, bains de moutarde, etc., il faut joindre les bains simples additionnés d'essence de romarin, de thym, de serpolet ou de lavande, sur lesquels M. le docteur Topinard s'est livré à une série d'expériences décisives.

L'essence de romarin, par exemple, mêlée directement à l'eau d'une baignoire, à la dose de 2 grammes, donne lieu, chez les sujets sensibles, aux effets suivants : cinq minutes après l'immersion, sentiment général de bien être et de chaleur. Un quart d'heure ensuite, picotements distincts, multiples sur toute la surface cutanée, mais principalement aux reins et aux flancs, qui s'accroissent et deviennent, vers la quarante-cinquième minute, confluents et intolérables. A la sortie du bain, les papilles sont toutes hérissées et le siége d'une vive hypéresthésie ; de larges taches d'érythème se montrent en grand nombre çà et là ; le pouls quelquefois est un peu accéléré. Ces effets diminuent peu à peu et en une heure ont entièrement disparu.

Les essences de thym et de serpolet possèdent une action semblable et à peu près égale ; celle de lavande, une action moitié moindre.

Leur dissolution dans l'alcool augmente leur propriété irritante, tandis que l'addition au bain de 2 à 300 grammes de carbonate de soude ou de potasse la diminue de moitié environ. Toutefois, les différences de susceptibilité sont très-grandes d'un individu à l'autre et tel supporte sans résultat appréciable des quantités triples et quadruples de la dose ordinaire. Bref les doses, pour un adulte moyennement impressionnable à leur action, doivent être fixées comme il suit :

2 grammes pour les essences pures de romarin, de thym ou de serpolet.

1 gramme pour les mêmes, dissoutes dans 30 grammes d'alcool.

3 ou 4 grammes, au contraire, lorsqu'on ajoute 2 ou 300 grammes de carbonates alcalins.

Doses doubles, dans chaque cas, pour la lavande, qui, par conséquent, sera préférée chez les petits enfants, et ne leur sera donnée que par gouttes.

Ces bains sont indiqués dans une maladie aiguë ou chronique toutes les fois qu'on voudra obtenir une stimulation cutanée générale, soit pour éveiller une réaction ou élever le ton général de toutes les fonctions, soit pour opérer une dérivation au profit des organes internes. Un bain à haute dose dans les maladies aiguës, ou une série de bains à dose ordinaire dans les maladies chroniques, rempliront ce but. Ils remplaceront parfois les bains sulfureux, sur lesquels leur odeur agréable leur donne quelque avantage.

C'est à la présence de trois de ces essences que les bains Pennès doivent leur action, les autres substances qu'ils renferment étant ou inertes ou étrangères à la propriété stimulante pour laquelle ils se recommandent. Aussi le praticien, dont l'intérêt est de régler à son gré et selon les indications, la dose des principes actifs qu'il emploie, fera-t-il bien de leur préférer les bains ordinaires d'eau douce, additionnés, comme il vient d'être dit, d'une ou de plusieurs des essences ci-dessus, à son choix. Telle est la proposition principale implicitement contenue dans le travail de M. Topinard.

III. — CHLORALUM.

Depuis quelque temps les journaux font grand bruit d'une substance d'origine anglaise, connue sous le nom de *Chloralum* et dont la constitution a été longuement contestée. Cette substance désinfectante et antiputride, exploitée par une société qui porte le nom de *Chloralum Company,* se vend, comme le dit M. Méhu, sous des noms plus ou moins séduisants.

Ce nouveau médicament, très-complexe, dont l'analyse a été faite par Fleck, de Dresde, répond à la composition suivante :

Eau	82.32
Chlorure d'aluminium	13.90
— de plomb	0.15
— de cuivre	0.10
— de fer	0.42
— de calcium et gypse	3.11
	100.00

Ce produit, qui est légèrement jaunâtre, d'une densité de 1.55, d'une réaction fortement acide, s'emploie pur pour imbiber des linges que l'on suspend dans la pièce dont on veut purifier l'air, ou étendu de 40 fois son volume d'eau en gargarisme, lotion, etc.

Nous croyons avec beaucoup d'auteurs qu'il serait préférable d'employer comme *chlorure d'aluminium* un produit plus pur et par conséquent mieux défini, ou bien encore ce que préparent certains fabricants français (M. Dorvault), sous le nom de *chlorure d'alumine* (solution d'hypochlorite d'alumine, d'une densité de 1,020), produit qui, par sa composition, se rapproche beaucoup des hypochlorites alcalins, de la liqueur de Labarraque, dont les propriétés désinfectantes et antiputrides sont parfaitement établies.

IV. — SULFITES ET HYPOSULFITES ALCALINS.

Au premier rang des substances considérées comme antiseptiques et désinfectantes, on trouve les sulfites et les hyposulfites alcalins (de soude surtout). Ces corps, dont nous ferons l'histoire en commun, à cause des propriétés qui les rapprochent, n'ont par toujours été confondus dans le même chapitre par les thérapeutes. Pendant longtemps les sulfites alcalins furent bien considérés comme antiputrides, mais les hyposulfites de même base étaient employés uniquement, soit contre les maladies de la peau, soit comme purgatifs. Les travaux de Dupasquier avaient eu pour résultat de bien trancher les différences qui séparaient ces deux classes de corps.

C'est aux travaux de Polli, de Semmola, de Constantin Paul et enfin plus récemment de Rabuteau qu'on doit les connaissances physiologiques et thérapeutiques qui permettent de rapprocher dans une même étude des agents du reste très-voisins par leur constitution et leurs propriétés chimiques. Les sulfites et les hyposulfites alcalins sont solubles dans l'eau : les premiers ont une saveur sulfureuse assez désagréable ; les seconds en sont dépourvus et sont caractérisés par le goût amer et salé qu'ils laissent dans la bouche. Les premiers répondent à la formule générale $MOSO^2 + aq$; les seconds à MOS^2O^2 : les uns et les autres sont neutres aux réactifs colorés ou très-faiblement alcalins.

PRÉPARATIONS, PROPRIÉTÉS PHYSIOLOGIQUES ET THÉRAPEUTIQUES. — Si on fait arriver un courant d'acide sulfurique dans une dissolution de carbonate de soude saturée, on obtient une dissolution de sulfite de soude qui cristallise en prismes obliques contenant 10 équivalents d'eau. Lorsqu'on le soumet à l'action de la chaleur, il se décompose et laisse un résidu de sulfate de soude et de sulfure de sodium ; sa formule est $NaOSO^2,10HO$.

L'hyposulfite de soude (sulfite de soude sulfuré) cristallise en prismes à 4 pans ; il est transparent, inodore, peu altérable à l'air. Traité par l'acide sulfurique, il dégage de l'acide sulfureux et laisse précipiter du soufre. Pour l'obtenir, on prend

Carbonate de soude cristallisé. . . . . . 320 parties.
Eau distillé . . . . 640 —
Soufre sublimé . . . . 40 —

on fait dissoudre le carbonate alcalin dans l'eau, on partage la dissolution en deux parties égales, et après avoir fait passer dans l'eau un excès de gaz acide sulfureux, on y mêle l'autre. On introduit le mélange dans un matras de verre, on le fait bouillir pendant quelques instants pour chasser l'excès de gaz et obtenir un sulfite bien neutre ; on y ajoute alors la fleur de soufre qui se dissout en très-grande quantité dans la liqueur. Quand celle-ci en sera saturée à l'ébullition, faites-la évaporer à une douce chaleur jusqu'au tiers de son volume, et déposez-la dans un lieu frais. L'hyposulfite ne tarde pas à cristalliser.

En Angleterre l'hyposulfite de chaux est très-employé dans divers traitements : voici comment M. Polli a proposé de le préparer :

On prend : Fleur de soufre. . . . 10 parties.
Chaux vive . . . . . 5 —
Eau . . . . 60 —

On fait bouillir. Il se produit ainsi un mélange de sulfure de calcium et d'hyposulfite de chaux dans lequel on dirige un courant de gaz sulfureux, quand le liquide est devenu neutre et incolore, on filtre, on évapore à une température inférieure à 60° et on fait cristalliser. — On peut encore le préparer au moyen d'une dissolution faite à chaud au moyen d'une solution de chlorure de calcium cristallisé (22 parties) et une autre formée d'hyposulfite de soude (25 parties) dans 30 parties d'eau. On évapore en ayant soin de rester toujours au dessous de 60° C. sous peine de voir l'hyposulfite de chaux se détruire. Les cristaux ont pour formule :

$$CaO, S^2O^2 + 6HO.$$

Les sulfates et surtout les hyposulfites n'étaient guère connus des médecins en France avant les travaux dont je viens de parler, que pour leur propriété antiputride et leur application à la conservation des cadavres par injection dans les artères. C'est en Italie, sous l'influence des idées chimiatriques émises par M. Polli que ces agents furent introduits dans le domaine thérapeutique. On sait en effet que l'addition d'un de ces sels au jus du raisin ou de la canne à sucre arrête la fermentation du sucre contenu dans ces liquides. On sait d'un autre côté que les cadavres des animaux tués, par l'injection de ces mêmes sels à haute dose, ou bien ceux auxquels on les a administrés et qu'on a tués ensuite, résistent à la putréfaction beaucoup plus que ceux des animaux sacrifiés dans d'autres circonstances. — Les sulfites et les hyposulfites sont donc antizymotiques et antiputrides ; ils le sont

même à tel point qu'ils peuvent arrêter les fermentations et la putréfaction des matières animales, même dans les cas où l'acide arsénieux
ne les empêche pas. — Partant de ces faits, Polli a pensé que les
sulfites et hyposulfites devaient être des agents capables d'annuler les
fermentations organiques auxquelles on rattache la cause de diverses
maladies et qui sont déterminées, tantôt par l'action des matières
putrides ou des ferments venant de l'extérieur, tantôt par l'altération
des matériaux du sang lui-même. Or, des expériences nombreuses
faites par cet habile médecin, ont prouvé qu'on pouvait empêcher ces
fermentations à l'aide des sels précédents : c'est ainsi que le professeur
Polli a injecté du pus frais ou putréfié, du sang putréfié, du mucus
nasal ou du pus morveux à certains animaux qui ont succombé dans
un temps donné, tandis que d'autres sujets pris dans les mêmes conditions, ont pu subir la même expérimentation et y résister par ce fait
seul qu'ils avaient été soumis au préalable pendant plusieurs jours au
traitement par les sulfites ou hyposulfites alcalins. Les expériences
de Polli ont été répétées plus récemment par Pietra Santa, qui a obtenu
les mêmes résultats, annoncés par son successeur. Naturellement toutes
les applications thérapeutiques des substances qui nous occupent, ont
été basées sur des expériences physiologiques, mais ici comme dans un
grand nombre d'autres cas, les divers expérimentateurs ont annoncé
des résultats contradictoires. Ainsi Polli avait affirmé que les sulfites
alcalins introduits dans l'organisme y demeurent sous le même état
après absorption et qu'on les retrouve dans les urines plusieurs heures
après l'ingestion ; le lendemain seulement, les liquides excrémentitiels
renferment des sulfates. Quant aux hyposulfites, d'après le même
auteur et quelques autres, ils sont éliminés par la même voie sans
passer à l'état de sulfates. Rabuteau a repris ces expériences physiologiques et n'est pas arrivé aux mêmes résultats, cependant, il faut le
dire, le procédé d'analyse qu'il a imaginé spécialement pour reconnaître la présence de ces agents dans l'urine, est à l'abri de toute critique. Pour lui, tous les sulfites se transforment en sulfates dans
l'organisme lorsqu'ils ont été pris à faibles doses et ils s'éliminent
partiellement à l'état de sulfites et de sulfates lorsqu'ils ont été ingérés
à haute dose. Les hyposulfites, d'après le même auteur, se comportent
comme les sulfites, c'est-à-dire que suivant la dose, ils s'éliminent
totalement à l'état de sulfate ou partiellement en nature. (Ces résultats
sont confirmatifs de ceux de Kletzinski qui avait expérimenté sur lui-
même.) Rabuteau explique par cette action physiologique le fait
connu par Dupasquier que les sulfites et les hyposulfites ne purgent
qu'à une certaine dose (de 30 grammes environ) ; en effet, pris en
petite quantité, ils sont transformés en sulfate et étant portés dans le
torrent circulatoire, ils constipent au lieu de purger.

Telles sont les données les plus récentes et on peut dire les plus généralement admises, (Polli s'y est rendu lui-même,) relatives à l'élimination des sulfites et des hyposulfites introduits dans un organisme vivant. Quoiqu'elles soient peu conformes à la théorie qui a suggéré leur emploi, elles n'infirment en rien les résultats avantageux que ces substances ont donné à la suite de leur emploi judicieux dans les maladies où quelque ferment pathologique, quelque organisme inférieur joue ou peut jouer un rôle ; mais dans ce cas, il faut pour que le traitement soit rationnel au moins en apparence, que la substance soit prescrite en quantité telle qu'une partie s'élimine en nature par les urines. L'efficacité de ces agents dans les fièvres intermittentes, a été constatée par les uns et contestée par les autres : elle reste au moins douteuse. J'en dirai autant pour les fièvres thyphoïdes, éruptives, contagieuses, rhumatismales, etc.

Ce qui est moins sujet à controverse c'est l'action des sulfites et hyposulfites préconisés comme topiques par le docteur Burggraeve (de Gand.) En 1862, cet habile praticien fit part à l'Académie de Bruxelles, des succès qu'il avait obtenus en employant pour le pansement des plaies des compresses imbibées d'une solution de sulfite de soude : il signalait comme bénéfices certains de cette pratique l'anesthésie de la plaie, son dégorgement rapide, son bourgeonnement et son changement d'aspect et enfin le peu d'abondance du pus sans odeur et parfaitement neutre. D'après le même observateur, l'usage simultané des sulfites à l'intérieur et à l'extérieur accélérait l'amélioration. Tous ces faits ont été depuis corroborés par les observations des docteurs Gritti, Questa, Galligo, Sagrini, Vignole, Constantin Paul, Capparelli, Ricci et Rodolphi (de Brescia).

Si l'on en croit ces observateurs, le docteur Tagiuri aurait guéri une infection purulente survenue à la suite d'une amputation de l'avantbras en donnant du sulfite de magnésie à l'intérieur à la dose de un gramme toutes les deux heures et le sulfite de soude à la dose de 4 grammes pour 30 grammes d'eau en application sur la plaie, renouvelée toutes les six heures. Des faits analogues sont cités par MM. Capparelli et Ricci avec des doses de 8 et 15 grammes de sulfite de soude. Tout récemment le *Bulletin de thérapeutique* (15 mai 1873), enregistrait au bénéfice du même sel, une observation relatant son emploi efficace contre les vomissements incoercibles avec *sarcina ventriculi*. L'effet fut immédiat à la dose de 5 grammes dans 150 grammes de véhicule renouvelée trois fois. Le professeur Palliani à qui est due l'observation, considère le sulfite de soude dans ce cas comme étant un palliatif de la maladie, un modificateur des actes chimiques de la digestion sans atteindre la lésion organique, cause première des phénomènes morbides fonctionnels.

D'après les noms que nous venons de citer, on voit que l'usage des préparations que nous étudions ne s'est pas répandu en France, et il faut le constater avec regret, car comme le dit M. Constantin Paul, les faits connus sont de nature à encourager les médecins, à s'en servir dans leur pratique.

Nous terminerons en donnant la nomenclature assez longue des préparations indiquées par MM. Delpech père et fils, comme présentant le double avantage d'être d'une manipulation facile et d'assurer l'absence de toute saveur sulfureuse. Comme mode d'administration, la voie gastro-intestinale convient très-bien parce que les hyposulfites alcalins sont solubles et très-facilement absorbables, mais comme le dit Rabuteau dans un cas grave on pourrait sans danger injecter une solution de sulfite ou d'hyposulfite de *soude* dans les veines. Cet auteur, on le sait, insiste beaucoup sur l'emploi des sels de cette base, parce qu'il résulte de son observation qu'ils sont moins toxiques que ceux de potassium et de magnésium, conséquence de sa *loi des atomicités.*

1° Tisanes. — Les tisanes qui masquent le mieux la saveur un peu douce et onctueuse des sulfites et hyposulfites sont les suivantes : *Infusions de feuilles :* menthe, mélisse, absinthe, oranger, bourrache, capillaire, hysope, thé, chicorée, fumeterre, lierre terrestre, saponaire. *Infusions de fleurs :* mauve, guimauve, camomille, tilleul, pensée sauvage, bourrache, fleurs d'oranger. *Cônes de houblon. Sommités de centaurée :* hyposulfite de magnésie, 4 grammes ; infusion, 250 grammes ou un verre. Quatre ou cinq fois par jour. *Tisanes d'écorces de bois ou de racines :* Quinquina, douce-amère, gentiane, salsepareille, saponaire, ratanhia, cachou, 1 à 10 grammes pour 250.

2° Solution pour usage externe. — Eau distillée, 250 grammes ; sulfite et hyposulfite de soude, 16 grammes.

3° Sirops. — L'hyposulfite de magnésie est le sel qui convient le mieux : hyposulfite de magnésie, 20 grammes ; sirop de quinquina, ou de gentiane, ou de ratanhia, ou de cachou, ou antiscorbutique, ou d'écorces d'oranges amères, 400 grammes. Le sirop de fleurs d'oranger à l'hyposulfite de soude est très-agréable et sans aucune saveur sulfureuse. Chaque cuillerée à bouche contient 1 gramme de sel. Cette préparation est faite surtout pour les enfants. Une à quatre cuillerées par jour. Les sirops sédatifs diacode, d'opium, d'aconit, de belladone, etc., se préparent facilement avec les sulfites et les hyposulfites.

4° Potions. — Eau distillée de tilleul, 60 grammes ; eau distillée de menthe poivrée, 60 grammes ; sirop de menthe, 30 grammes ; hyposulfite de magnésie, 8 grammes, M. S. A. Chaque cuillerée de potion contient 1 gramme de sel environ.

5° Pastilles. — Les pastilles aromatisées au citron, et faites selon l'art, pour représenter chacune 20 centigrammes de sel, n'ont pas de saveur. On en a fait contenant jusqu'à 50 centigrammes par pastille, et la saveur en était encore très-supportable ;

6° Alcoolés. — L'alcool a 21 degrés dissout facilement 2 grammes pour 30 de ces sels ; on peut donc les prescrire à cette dose dans les teintures de quinquina, quassia, gentiane, etc. ;

7° Gargarismes. — Eau distillée de laitue, 250 grammes ; sulfite ou hyposulfite de soude, 20 grammes ; miel rosat ou sirop de mûres, 50 grammes ;

8° Collutoires. — Sulfite ou hyposulfite de soude, 4 grammes ; miel rosat ou sirop de mûres, 30 grammes.

Autre. — Sulfite ou hyposulfite de magnésie, 4 grammes ; miel de Narbonne, 30 grammes ;

9° Collyres. — Sulfite ou hyposulfite de soude, 0 gr. 10 à 1 gramme ; eau distillée de rose, 50 grammes ; eau distillée de laurier-cerise, 5 grammes. On peut également employer le mucilage de pepins de coings ;

10° Lavements. — Décocté de graine de lin, ou infusé de guimauve ou de gentiane, ou de quinquina, ou de mousse de Corse, 250 grammes ; et sulfite ou hyposulfite de soude, 16 grammes ;

11° Glycérolés. — Glycérine pure, 100 grammes ; eau distillée, 10 grammes ; sulfite ou hyposulfite de soude, 16 grammes.

Autre. — Glycérine pure, 300 grammes ; amidon, 20 grammes ; f. s. a et ajoutez : sulfite ou hyposulfite de soude, 40 grammes ;

12° Pommade. — Axonge balsamique, 30 grammes ; sulfite ou hyposulfite de soude, 4 grammes ; essence de citron ou zeste, 6 gouttes.

MÉDICAMENT DIALYTIQUE.

BROMURE DE LITHIUM (Li. Br.).

Ce corps s'obtient en traitant le bromure de calcium par du carbonate de lithine pris d'abord en quantité insuffisante : on laisse digérer pendant 24 heures après quoi on achève la précipitation par le même sel.

Le bromure de lithium est employé comme agent dialytique. En 1865 à la séance de l'Association britannique pour l'avancement des sciences tenue à Bath, M. Gibb a fait part de ses observations relatives à l'action thérapeutique de ce médicament nouveau. Il est employé par ce praticien dans le traitement de la goutte aussi bien que contre les rhumatismes de la gorge et du cou. A petite dose ce bromure agit comme tonique légèrement stimulant, on peut du reste l'associer à d'autres agents synergiques. Dans cette substance, les propriétés dialytiques de la lithine ont été associées aux vertus éminemment sédatives du brôme : le produit n'est pas encore assez employé pour qu'il soit permis de confirmer des espérances qu'une seule idée théorique a fait naître et que l'expérimentation d'un seul homme est impuissante à consacrer.

MÉDICAMENT ANTISPASMODIQUE.

—

BROMURE DE ZINC (Zn. Br.).

—

Le bromure de zinc a une saveur astringente et sucrée. Quoique déliquescent il peut cristalliser si sa dissolution est concentrée. Il fond au rouge en produisant un liquide incolore qu'une chaleur plus considérable volatilise sous forme de fumées blanches. Si l'on empêche l'accès de l'air sur ces vapeurs, elles se condensent en aiguilles. L'alcool et l'éther le dissolvent facilement. On prépare le bromure de zinc en faisant arriver des vapeurs de brôme sur le zinc chauffé au rouge. Le bromure de zinc forme avec l'ammoniaque une combinaison répondant à la formule $ZnBr,AzH^5,HO$ qu'on obtient en cristaux octaédriques incolores en dissolvant le bromure de zinc dans l'ammoniaque chaude et laissant refroidir la solution. Ce sel fond quand on le chauffe et de l'ammoniaque se dégage. Ce sel a été préconisé comme beaucoup d'autres sels de zinc, par M. Gibb dans les mêmes circonstances que le bromure de lithium contre certaines affections nerveuses mal définies. L'idée qui a présidé à l'association du brôme et du zinc est le désir d'accumuler dans un même produit les propriétés sédatives du brôme et celles du zinc : la résultante n'a pas répondu paraît-il aux espérances premières.

AGENTS MÉCANIQUES.

LAMINAIRE DIGITÉE. — LAMINARIA DIGITATA (Lam.)
FUCUS DIGITATUS (L.)

Syn. : *Fucus hyperboreus* (Fl. Norv.). — *Fucus arboreus, polyschides edulis. Fucus minimus polyschides* (Park.). — *Ulva digitata* (Fl. Fr.).

Nom vulgaire : *Baudrier de Neptune.*

Origine, description. — La *Laminaria digitata* est une algue du groupe des Zoosporées (classific. de Thuret et Decaisne) qui se trouve communément répandue sur les côtes de l'Océan et notamment sur les rochers des rivages de Normandie.

Si l'on en croit Gunner, il existe chez les Lapons une tradition rapportant que les bacchantes se couvraient d'algues et dansaient dans la mer en agitant des tiges de laminaria en guise de thyrses.

Description. — Racines fibreuses, circonscrivant une cavité conique centrale; fironde stipitée, solide, comme ligneuse se dilatant en une ou plusieurs expansions membraneuses planes, foliiformes, digitées, d'un vert olive pâle chez les jeunes sujets, plus foncé chez les plus âgés; plus ou moins tachées de brun opaque, luisantes. Sa tige et les racines sont souvent couvertes d'une profusion de petits fucus et de conferves. La cavité formée par les racines est souvent obstruée par la délicate *Patella lucida.* Spores amphigènes, dressées, agrégées en sores plus ou moins étendus.

Parties usitées. — La plante entière, la tige.

Propriétés physiques, chimiques, usages économiques. — A l'état cru, la laminaria est salée; cuite comme le *fucus esculentus* qui s'en rapproche beaucoup, elle a une saveur fâde, légèrement jaunâtre. Lorsqu'on la laisse sécher au soleil, elle blanchit et il se montre à sa surface, sous forme d'efflorescence, une poussière salino-sucrée, moins abondante cependant que cèlle du *F. saccharinus.* Comme toutes les Talassiophytes, elle contient de l'iode en quantité sept fois plus grande que le *F. vesiculosus,* à l'état d'iodure alcalin, au milieu de la matière amylacée qui, avec une trame celluleuse, constitue son parenchyme. L'industrie en extrait de la soude. En Bretagne les diverses espèces de laminaires servent de combustible; on les utilise aussi comme engrais. En Irlande, cette plante est alimentaire, on l'accomode au lait, au beurre, etc. C'est une nourriture peu agréable, mais nourrissante, répandue sous le nom de *Tangale*.

A l'état frais, la laminaire entière peut-être appliquée comme réfrigérant, et, après coction dans quantité suffisante d'eau, comme cataplasme émollient. Calcinée, elle fournit des cendres qui, à l'exemple du varech vésiculeux, sont prescrites dans tous les cas où le traitement iodé est indiqué. Mais sans contredit, son usage le plus remarquable et qui doit attirer toute l'attention des chirurgiens est celui qu'on en a fait dans ces dernières années comme corps dilatant. Sloan d'Ayr (1) a remplacé l'éponge préparée, les racines de gentiane, de guimauve, etc., par des fragments des frondes de cette algue desséchée. Ils sont alors cylindriques, de la grosseur d'une plume d'oie, fermes, élastiques et tenaces; ils sont noirs extérieurement. Ceux qu'on met en usage ont une longueur de 20 à 25 centimètres. De structure celluleuse, la laminaire quadruple et même sextuple son volume par le contact des liquides, et des expériences comparatives ont prouvé que le gonflement se produit progressivement et lentement (2). Cette plante a l'avantage de ne pas donner lieu à la fétidité comme l'éponge parce qu'elle n'absorbe pas le pus.

On s'en sert pour dilater le col de l'utérus, le canal de l'urèthre, les canaux lacrymaux, la trompe d'Eustache, et toute espèce de trajets fistuleux naturels ou accidentels. Elle a été employée pour agrandir la plaie sinueuse du général Garibaldi.

Avant d'introduire les cylindres de laminaire, il est nécessaire de les racler pour les dépouiller de leur couche extérieure noire, puis de les faire macérer quelques minutes dans l'eau tiède. On peut les

(1) *Glascow med. Journ.* et *British medic. Journ.*, 28 février 1863.

(2) M. G. Planchon, dans son *Traité pratique de la détermination des drogues simples d'origine végétale*, s'exprime comme il suit au sujet de la propriété dominante du Laminaria :

« Si l'on veut se rendre compte de la raison de cette dilatation, on n'a qu'à mettre « une tranche mince sous le microscope. Lorsqu'elle est dilatée, on la voit compo- « sée : 1° d'une série de cellules à petite ouverture, très-denses, serrées les unes « contre les autres et contenant une matière chromogène jaune verte ;

« 2° D'une zône intermédiaire large, formée de cellules arrondies ou polyédri- « ques à parois souvent sinueuses ;

« 3° D'une zône centrale composée de cellules plus petites, la plupart allongées, « sinueuses et étroites, rameuses et entriquées les unes dans les autres.

« Avant la dilatation et sur une coupe sèche ou placée dans l'alcool, on voit les « cellules des parties moyenne et centrale fortement contractées sur elles-mêmes ; « mais aussitôt qu'on met une goutte d'eau en contact, on aperçoit brusquement « leurs parois se gonfler, s'étendre, se développer et la masse prendre des dimen- « sions beaucoup plus considérables ; il en résulte nécessairement l'accroissement « considérable de diamètre que nous avons signalé. »

diviser, les employer entiers, et même au nombre de deux, trois et plus suivant l'indication.

Ils ont un inconvénient c'est qu'ils ne se dilatent pas d'une façon uniforme dans les fistules qui offrent sur certains points des différences de calibre, de sorte qu'en voulant les retirer le chirurgien éprouve de grandes difficultés et le malade de grandes souffrances. Il n'est guère possible d'obvier à cet inconvénient quels que soient les artifices qu'on ait pu proposer. En Angleterre on en a fait des sondes, des bougies et même une sorte de charpie. M. Cauvet met en relief une façon spéciale de préparer, au tour, des cylindres de laminaire légèrement coniques, qui est due au regretté M. Hepp, pharmacien en chef des hospices de Strasbourg. Il est très-probable cependant que sous cette forme la laminaire conserve les défauts qui la font rejeter par plus d'un praticien.

FIN.

ERRATA.

—

Page   1, ligne 22, *au lieu de :* qs suffisante,   *lisez :* quantité suffisante.
 —   6, —   27,   —   eudocarpio,   —   endocarpio.
 —   8, —   38,   —   à nos colonies,   —   nos colonies.
 —   9, —   41,   —   de ricin,   —   du ricin.
 —   11, —   27,   —   de l'orient,   —   à l'orient.
 —   33, —   35,   —   préconise des cigares,   —   préconise l'usage des cigares.
 —   44, —   59,   —   voie,   —   vue.
 —   45, —   19,   —   égonttés.   —   égouttés.
 —   54, —   13,   —   autrefois,   —   quelquefois.
 —   55, —   16,   —   sagesse et circonspection —   sagesse et de circonspection.
 —   56, —   25,   —   mydriatique,   —   antimydriatique.
 —   56, —   24,   —   et prolapsus de l'iris, —   avec prolapsus.
 —   56, —   29,   —   de iridectomie,   —   de l'iridectomie.
 —   58, —   35,   —   les propriétés,   —   les proportions.
 —   61, —   15,   —   calcination,   —   ébullition.
 —   71, —   41,   —   la crytopine,   —   la cryptopine.
 —   75, —   1,   —   ou,   —   où.
 —   85, —   15,   —   à peu près opposés,   —   à peu près opposées.
 —   86, —   57,   —   marque 1,450°,   —   marque 1,458.
 —   86, —   58,   —   sa densité est de 1,630° —   sa densité est de 1,630
                         à 1,650°,   à 1,650.
 —   88, —   35,   —   cristallisé anhydre,   —   cristallisé est anhydre.
 —   93, —   12,   —   après l'injection,   —   après l'ingestion.
 — 103, —   40,   —   di méthyloxalade,   —   di méthyloxamide.
 — 110, —   4,   —   hydrure de trichloracityle, — de trichloracétyle.
 — 110, —   7,   —   et de l'aldéhyde,   —   est de l'aldéhyde.
 — 142, —   55,   —   le bromure de gaz,   —   le bromure du gaz.
 — 144, —   25,   —   par la preuve,   —   par l'épreuve.
 — 150, —   59,   —   naghilé,   —   narghilé.
 — 155, —   27,   —   Fecl,   —   Fe,Cl.
 — 156, —   7,   —   ne sont basés,   —   se sont basés.
 — 157, —   14,   —   d'absorption de fer,   —   d'absorption du fer.
 — 160, —   16,   —   5 à 20 gr. 100,   —   5 à 20 gr. p. 100.
 — 171, —   28,   —   sulfite et hyposulfite, —   sulfite ou hyposulfites.

———

TABLE ALPHABÉTIQUE DES MATIÈRES.

Les noms en italique sont ceux des synonimes.

—

TABLE MÉTHODIQUE DES MATIÈRES.

FIN DE LA TABLE MÉTHODIQUE DES MATIÈRES.

* 9 7 8 2 3 2 9 8 1 1 7 9 6 *